伝わる！真似できる！
手術記録の描き方・活かし方
デジタルイラストで描くオペレコ入門

著 **楳田祐三** Yuzo Umeda
愛媛大学大学院医学系研究科 肝胆膵・乳腺外科

すぐに使える
イラストパーツ
＆WEB動画付

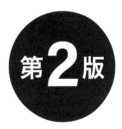

第2版

「デジタルイラストレーションのすゝめ」

岡山大学学術研究院 医歯薬学域

消化器外科学 教授 **藤原 俊義**

2019年7月に開催された第74回日本消化器外科学会総会の特別企画「オペレコを極める」において，楳田祐三先生がグランプリを受賞したことを芽として刊行された「伝わる！真似できる！手術記録の描き方・活かし方～デジタルイラストで描くオペレコ入門～」が，3年間の発育期を経て第2版に成長されることをたいへんうれしく思います．

本書の特徴は，何といっても読者にやさしいわかりやすさです．楳田先生がオペレコのイラスト作成にデジタルイラストレーションを使用するに至った経緯からはじまり，入門編から応用編へと段階を追って，実際のアプリの画面を示しながら具体的な作業工程を解説しています．ところどころにオリジナルのコツや工夫を盛り込み，彼が蓄積してきたノウハウを惜しげもなく伝えてくれています．さらに，使用しているデバイスやアプリもきちんと明記されているので，それらを入手すればすぐにでも実践できます．

この3年間で，外科の世界も大きく変容してきています．その一番は，楳田祐三先生が岡山大学からさらなる飛躍を目指して，愛媛大学肝胆膵・乳腺外科学 教授として羽ばたいて行かれたことです．新天地でも着実に業績を上げられるものと信じておりましたが，まさにその第一歩が多くの若手外科医が望んでいた本書の刊行であります．そして，次に目立つのは，ロボット支援手術の普及です．次々と新しい適応術式が保険収載されており，ロボットがなければ，なかなか若い外科医が来てくれない時代になってきております．本書は，そのような変容にも対応し，ロボット支援手術に使われるデバイスを「イラストパーツ」に追加しております．これからも，時代の要請に合わせて，本書は成長を続けていくものと確信しております．

手術後に手術記録を残すことには，実に多くの意味合いがあります．法令上作成保存が求められている書類であると同時に，同僚の医師やメディカルスタッフ，紹介元や紹介先に伝えるべき貴重な医療情報であり，そのためには読みやすくわかりやすいものである必要があります．また，術者や手術に参加した者にとっては，手術内容を整理して問題点を浮き彫りにすることで，次の手術の工夫や自らの手術技術の向上につながる作業となります．

日本はデジタル化が遅れていると言われていますが，それでもデジタル教育はすでに始まっており，今の若い世代の外科医は端末やタブレットをより身近に感じていると思います．今は過去のものとなりつつある新型コロナウイルス感染症（COVID-19）のパンデミックで，リモートワークやオンライン授業が一気に拡がりましたが，本書はまさにそんなデジタル時代を先取りした教科書と言えます．本書を活用することで，多くの外科医に日常診療でのデジタルイラストレーションのメリットを感じていただけることを期待しております．

令和7年1月吉日

第2版　まえがき

「伝わる！真似できる！手術記録の描き方・活かし方～デジタルイラストで描くオペレコ入門～」の刊行から4年が経ちました．

当時人類に猛威を奮っていたCOVID-19が収束し，社会構造の大きな変革とともにもたらされた「Digital transformation (デジタル化の推進)」によって，医学・医療の現場においても次世代に向けた着実なる歩みを実感するこの頃です．
日本が誇る伝統の「外科手術記録（通称 オペレコ）」は，デジタルイラストの登場により新たな進化と発展を続けています．そんな発展の一助になればという想いを込め上梓した拙著ですが，全国の外科系医師 諸兄姉から好評を頂くという僥倖に預かり，この度改訂を行うこととなりました．

この度の改訂では，患者さんへの説明書式への応用，最近のオペレコを紹介するとともに，急速に普及しつつあるロボット手術に対応できるように「イラストパーツ」を追加しました．
最前線で活躍するベテラン・中堅外科医，そして次世代を担う若手外科医の皆さんに，日々の外科診療，そして手術修練でもあるオペレコの作成に本書をご活用頂き，日本が誇る伝統の「オペレコ」が益々発展していくことを祈念します．

今回の改訂にあたり，種々無理なお願いを了承され，快く御協力くださった金芳堂に深甚の感謝を申し上げます．

令和7年1月吉日
楳田 祐三

第1版　まえがき

　手術記録（通称オペレコ）の目的と意義は何でしょうか？

　患者さんの大切な治療の情報としての意義は言うまでもなく，外科修練における自己の研鑽，医師・看護師といった医療チーム内での手術情報の共有，そして術前・術後診断に関わった紹介医や内科医・病理医へのFeed backと，その意義は多岐にわたります．

　日本の外科，外科系診療科においては文書としての手術記録に追加して，外科医自身が手術イラストを手掛けることが一般的です．こうした取り組みは，世界を眺めても日本独特のスタイルであり，世界に誇る伝統とも言えます．"手術の達人はオペレコを描くのも達人"というのはよく聞く話ですが，外科医の手術イラストのQualityと手術の上手さは相関すると言われています．絵が上手いからといって必ずしも手術が上手いとは限りませんが，世の中で手術の達人と評される外科医は，必ずと言っていいほどに，オペレコにおいても素晴らしいイラストを描くということは論を俟たないところでしょう．多くの達人が手術イラストを中心としたオペレコの記載を習慣づけていることは，「手術への拘り」でもあり，手術手技の重要なポイントを視覚化して記録に残し手術の要点を反芻することで，手術経験をスキルアップへ結びつけているものと拝察します．

　読者諸兄は，色々な理由を持って本書を手に取られたのではないでしょうか？「イラストを描くのは苦手で面倒」，「綺麗なオペレコを描きたい」，あるいは「もっと効率的に短時間でイラストを描き上げたい」など，理由も動機も自由です．

　筆者は，小中・高等学校と一貫して図画や美術の成績は平均点で，特段の絵心と画才があるわけではありません．世の中には，絵師と呼ぶに相応しい腕前を持つ外科医もいれば，メディカルイラストレーターという本職の方々もおられます．筆者のイラストはそうした方々には及びませんが，如何にすれば手術の要点が「伝わる」オペレコを作成できるか，手術修練としてのオペレコの作成に楽しく向き合えるかということに主眼をおいて本書を書かせて頂きました．

本書では，ちょっとしたイラスト作成のコツに始まり，効果的なイラストを作成するために筆者が用いているデジタルイラストレーションのテクニックを実際のイラスト作成動画と共に紹介させて頂きます．更に，皆さんがオペレコ作成ですぐに使える様々なデジタルイラストパーツを付録として用意しました．

　働き方改革が謳われる今日，外科医の労務負担の軽減は急務です．本書を執筆している今現在，人類はCOVID-19という脅威に晒されて，新たな社会構造への変革を余儀なくされています．With/Afterコロナを見据え「Digital acceleration（デジタル化の推進）」は，働き方改革と合わせ，私達外科医にとっても待った無しの重要な課題です．そうした観点でも，デジタルイラストレーションを駆使したオペレコの作成は，イラスト描画の効率を高めることで作業負担の軽減にもつながり，次世代の外科診療と外科修練に大きな意義をもたらすでしょう．初期研修医から若手中堅外科医，そしてベテラン・指導医まで，分野・領域を問わず，皆さんがオペレコに楽しく向き合い，外科医としての日々を謳歌できるよう本書を御活用頂けたら望外の喜びです．

令和3年1月吉日

楳田祐三

執筆者一覧

著者

楳田祐三　愛媛大学大学院医学系研究科 肝胆膵・乳腺外科学 教授

執筆協力者

心臓血管外科の手術記録

笠原真悟　岡山大学大学院医歯薬学総合研究科 心臓血管外科 教授

呼吸器外科の手術記録

青景圭樹　国立がん研究センター東病院 呼吸器外科 医長

豊岡伸一　岡山大学大学院医歯薬学総合研究科 呼吸器・乳腺内分泌外科 教授

乳腺外科の手術記録

渡辺直樹　にしはら乳腺クリニック 院長

消化管外科の手術記録

白川靖博　広島市立広島市民病院 外科 部長

血管外科 バスキュラーアクセス手術の手術記録

松田浩明　腎不全センター 幸町記念病院 外科、つばさクリニック岡山

形成外科の手術記録

妹尾貴矢　岡山大学病院 形成外科 助教

松本　洋　聖マリアンナ医科大学 形成外科学 教授

木股敬裕　岡山大学大学院医歯薬学総合研究科 形成再建外科学 前教授

乳腺外科の手術記録2

西山加那子　松山赤十字病院 乳腺外科 部長

亀井義明　愛媛大学医学部附属病院 乳腺センター センター長

イラストパーツ

松田浩明　腎不全センター 幸町記念病院 外科、つばさクリニック岡山

熊野健二郎　岡山赤十字病院 消化器外科 副部長

目次 contents

Introduction ⋯⋯⋯⋯⋯⋯⋯⋯⋯⋯⋯⋯⋯⋯⋯⋯⋯⋯⋯⋯⋯⋯⋯ 01

COLUMN01 手術メモと覚え書きの重要性 ⋯⋯⋯⋯⋯⋯⋯⋯ 26

Chapter 1
デジタルイラストレーション入門編 ⋯⋯⋯ 29
STEP 1　メディバンペイントの準備をする ⋯⋯⋯⋯⋯⋯⋯⋯ 30
STEP 2　メディバンペイントの基本画面 ⋯⋯⋯⋯⋯⋯⋯⋯⋯ 31
STEP 3　線画を描く①：基本操作 ⋯⋯⋯⋯⋯⋯⋯⋯⋯⋯⋯ 38
STEP 4　線画を描く②：レイヤー機能を応用する ⋯⋯⋯⋯ 45
STEP 5　線画を描く③：線画の修正 ⋯⋯⋯⋯⋯⋯⋯⋯⋯ 52
STEP 6　色を塗る ⋯⋯⋯⋯⋯⋯⋯⋯⋯⋯⋯⋯⋯⋯⋯⋯⋯ 57

Chapter 2
イラストを描いてみよう！ ⋯⋯⋯⋯⋯⋯ 65
STEP 1　下絵と色塗り ⋯⋯⋯⋯⋯⋯⋯⋯⋯⋯⋯⋯⋯⋯⋯ 66
STEP 2　自動選択とレイヤー重ね塗りを使いこなす ⋯⋯⋯ 75
STEP 3　変形機能を使いこなす ⋯⋯⋯⋯⋯⋯⋯⋯⋯⋯⋯ 81
STEP 4　レイヤー合成とアニメ塗り ⋯⋯⋯⋯⋯⋯⋯⋯⋯⋯ 86

Chapter 3
イラストパーツを使って効率的にまとめよう！ ⋯ 96
STEP 1　特典のイラストパーツを使ってみよう ⋯⋯⋯⋯⋯ 97

STEP 2　イラストパーツを使いこなす ……………………………………… 101

COLUMN02　イラストを用いた"伝わる"プレゼンテーション ……… 108

Chapter 4
実際のオペレコをみてみよう ……………………… 112

Case 1　大腸癌肝転移に対する肝切除 ……………………………… 113
Case 2　膵体部癌に対する膵体尾部切除 ……………………………… 120
Case 3　後腹膜腫瘍に対する拡大手術 …………………………………… 124
Case 4　肝静脈再建を伴う肝切除 ………………………………………… 130
Case 5　肝門部領域胆管癌に対する肝切除 ……………………… 133
Case 6　膵頭部癌に対する膵頭十二指腸切除術 ……………… 135
Case 7　肝細胞癌に対する肝切除 ………………………………………… 141
Case 8　生体肝移植（小児） ………………………………………………… 144
Case 9　脳死肝移植（成人） ………………………………………………… 148

COLUMN03　下絵をトレースで書き起こす方法 ……………………… 153

Special Contents …………………………………………………………… 158

心臓血管外科の手術記録 ……………………………………………………… 159
呼吸器外科の手術記録 ………………………………………………………… 164
乳腺外科の手術記録 …………………………………………………………… 169
消化管外科の手術記録 ………………………………………………………… 174
血管外科 バスキュラーアクセス手術の手術記録 ……………………… 177
形成外科の手術記録 …………………………………………………………… 179
乳腺外科の手術記録 2 ………………………………………………………… 184

あとがき ………………………………………………………………………………… 190

本書で使用しているデバイスとアプリ

- iPad Pro（10.5インチ，MPGH2J/A，512GB）
- Apple Pencil（第一世代）
- 描画アプリケーションソフト（アプリ）：Medibang Paint for iPad
※推奨環境についてはアプリ公式ホームページをご確認ください．

筆者は，これらペンタブレットとアプリを用いて，デジタルイラストレーションを導入しています．これ以外にはタブレットを使用した経験はなく，紙にイラストを描く，完全なアナログ形式でのオペレコ作成でした．

筆者が，iPad/Apple Pencil を選んだ理由は，ペン先と描画キャンパスが一致して目に見える"液晶ペンタブレット"であること，Apple pencilの質感，作成したイラストや素材をパソコンへ転送する際に"Air Drop"が便利なことです．またパソコンから離れた環境で，どこでも手軽にオペレコを描けるということもメリットです．

ペンタブレットについては，iPad以外のWindowsタブレット（Wacomシリーズなど）でも描画アプリの使用は可能です．手持ちのパソコン・タブレット，使いやすさやペンタブレットの描き心地，手への馴染み具合で，使用するデバイスを決めてください．

iPadは，Apple Pencil（第一，第二世代）が使用できるモデルであれば，どれでも問題ありません．画面の大きさ・ストレージも決まったものはなく，筆者は，持ち運びしやすいサイズを選び，作成したイラストをライブラリーとして，あるいは次回以降のオペレコにも流用できるようストックしておくため，ストレージを大きめに設定しています．

特設サイトについて

- 本書では，QRコードを読み込むことで，実際のイラスト作成動画を閲覧することができます
- 動画の閲覧方法は以下の通りです

動画の閲覧方法

記載のURLを入力するか，QRコードで特設サイトにアクセスしてください
https://www.kinpodo-pub.co.jp/operec_2/

[ID：operec_2025　PW：奥付黒枠内、シール下に記載しております]

その他の閲覧方法

- 本書内では，個々の動画のQRコードも配置しています
- 閲覧方法は，上記の手順と同じです
- 該当頁のQRコードからは，対応する動画をすぐに閲覧することができます

※閲覧環境について（2024年12月現在）
- 以下の環境で閲覧できることを確認しておりますが，お使いの端末環境によっては閲覧できない可能性もございます

Windows：11
Macintosh：14.6
Android：14
iOS：18.0

- インターネットへの接続環境によっては画面が乱れる場合がございますので，あらかじめご了承ください
- ブラウザは最新バージョンにアップデートしてください
- 本サービスは図書館などの館外貸し出しを目的とする施設では利用できません

Introduction

オペレコ のイラストを描く
ために必要なこと

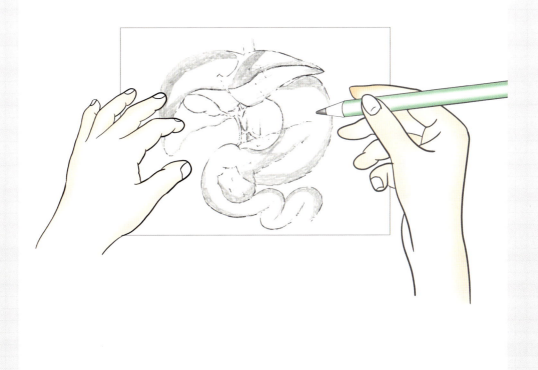

Introduction

1 イラストが上手く描けない

　一部の人を除いて最初から上手に綺麗な手術イラストが描ける人はいません.
なぜ上手く描けないのでしょうか?

　「絵の上手下手は才能」「自分には絵のセンスがない」と始めから諦めている人は多い
のではないでしょうか? 　実は実際の絵画の世界において, 才能や感性が絵の良し悪し
を左右するのは10-20%と言われており, 残り80%は画力で決まってきます. それで
は, 画力を規定するものは何でしょうか? 　画力は, 何をどのように"伝える"かとい
う方法によって規定されます.

　絵はどのようにして描くでしょうか? 　絵を描くことは, 頭の中に「描きたいもの」
をイメージして, そのイメージを手がトレースしてアウトプットしているにすぎませ
ん. 絵を上手く描けない人は, 「本当に描きたい」ものが曖昧で整理できていないことが
多いと言われています. または, 「描きたい」対象物を上手く理解できていないという認
識の問題かもしれません. あなたの回りで**手術イラストが上手な人は, 「伝えたいこと」
がイメージとして明確に描けている, 対象物が理解できている, そして沢山の絵を描き
慣れている**, ただそれだけなのです.

　時々, サラサラッと何も見ることなく絵が描ける人がいます. こうした人は, 対象物
の捉え方が根本的に異なっており, 対象物の要点をつかまえ, イメージとして単純化す
ることに長けています. そしてその単純化されたイメージを比率や位置をキープしつつ
手で再現しているだけです. そして沢山の絵を描いてきたことで, 手がそうした動きを
覚えているのです.

　逆に言えば, ものを見るときに特徴を掴むことを常に心がけ (比率, 位置関係, 単純
化), 頭の中でイメージを再構築し, それをアウトプットとして描き続けていくことで絵
は上達していきます. まずはワンパターンでいいので, 自分の得意な絵を描いてみて下
さい. なんでもいいです, 傍にある紙にサッと描いて同僚や患者さんに手術を説明する
ようなそんな絵でいいです. 得意な絵ですから, 確固たるイメージがあるはずですし,
ペンを持つ手もその動きを覚えているのではないでしょうか? 　そうです, イラストが
上手く描けない人, それはただ絵を描いていないだけなのです. 物事の特徴や形を捉え,
頭の中でイメージすると言いましたが, 実は外科医にとってこのことはアドバンテージ

があります．日頃から解剖構造を理解しメスを施す手術を生業とする外科医が最も得意とすることではないでしょうか．そうした意味では，外科医は絵が上達する資質と感性をかね備えていると言えます．**手術のイラストが上手く描けない時は，往々にしてその手術が解っていないことが殆どです．そもそも解剖構造が理解できていない，手技の手順・その意義が解っていないなど，イラストにしたい手術が頭の中で描けていない**のではないでしょうか？

よく外科の上司・上級医が，後輩の若手医師に手術記録として手術のイラスト作成を課すことがありますが，それはイラストの巧拙を見ているのではなく，その若手医師が手術を理解できているか否かを一目で把握できるという意味があります．またイラスト作成を課すことで，若手医師はより手術を観察し，理解し，そして手術全体を"考える"ようになります．こうしたプロセスこそが手術上達への道であるということもあって，日本の外科においてオペレコに手術イラストを描くことが伝統として引き継がれてきているのではないでしょうか．

2 手術イラストが描けるようになるまで（私のオペレコ・イラスト道）

下図は筆者が研修医時代に手がけた手術イラストです．これが筆者のオペレコの原点ですが，実に都合の良い解釈で描かれた酷いイラストで恥ずかしくなります．当時は，日々多くの手術が目の前を通り過ぎていき，手術の要点を理解することもなかったのでしょう．曖昧な記憶を頼りに不十分なイメージを構築し，そしてペンを握る手も頭の中のイメージを上手く表現しきれない……，これでは要点を押さえたオペレコにはなりません．

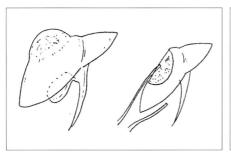

肝臓癌に対する肝部分切除

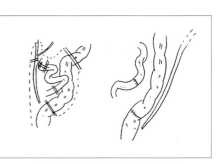

大腸癌に対するS状結腸切除

そんな中転機が訪れました．外科初期研修が修了し6年目となった2004年に大学病院へ帰局し，肝移植を学びたいという念願が叶い，八木孝仁先生（岡山大学病院 肝胆膵外科 前教授）が率いる肝胆膵・肝移植チームに配属されることになりました．

　当時，日本の生体肝移植は保険適用の拡大とともに増加の一途を辿っており，毎週のように肝移植が行われ，高度進行癌への拡大手術や血管合併切除と合わせて，刺激に満ちた外科修練となりました．そんなある日のこと，師匠の八木先生が患者さんへの手術説明の席において，サラサラッと紙に手術のイラストを描きながら説明されていました．患者さんが，目の前のイラストに目を凝らしながら説明に耳を傾け，大きく頷きながら"先生は手術が上手なんでしょうね．絵を見てそう感じます"と安心されていた姿が心に残りました．

　その時のイラストがこちらになります．主役となる膵臓と周囲臓器のバランス・位置関係の調和がとれて，患者さんにとっても，大変分かりやすいイラストとなっています．

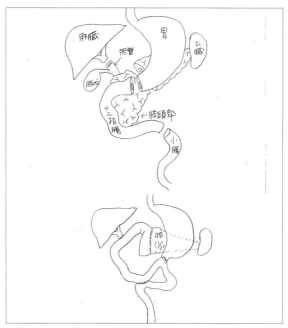

膵頭十二指腸切除の患者説明イラスト
（岡山大学病院 肝胆膵外科 八木 孝仁 教授）

　世間で言われる"手術の達人は，手術イラストを描くのも達人"ということを実感した時でした．八木先生は，このイラストにとどまらず，肝移植や複雑な再建を要する難しい手術も，サラリと一筆描きで紙の上に表現されていました．

師匠の手術手技のみならず，こうした感性に触れることで，自身のモチベーションが高まり，一例一例を大切にし，一つ一つの術式・手術手技へ拘るという姿勢が育まれていきました．毎日四六時中，手術のことを考えているうちに，少しずつですが頭の中でイメージとして手術が描けるようになってきたように思います．それと同時に，助手として見る術者の手技，術者としても考える手術のポイントが変わってきました．そして，オペレコ作成ではひたすら頭の中のイメージを，アウトプットして文章と紙面にイラストとして表現することを続けていきました．こうした手術を振り返り，繰り返し"考える"というプロセスは，外科修練としても大きな意義を持ちました．

　2008年 肝移植の修練のために米国ネブラスカ大学メディカルセンター（University of Nebraska Medical Center: UNMC）へ臨床留学しました．UNMCでは，通常の肝胆膵外科手術や肝移植のみならず，小腸移植や膵臓移植から多臓器移植まで多岐にわたる移植手術をこなす日々でした．手術については，繊細で器用な日本の手術手技を誇らしく思うこともあれば，大胆でSpeedyなアメリカの手技に感嘆することもあり，多くの経験と学びがありました．こうした手術修練に加えて，徹底的に合理化された医療システムも非常に印象的でした．手術記録ではDictationという口述筆記システム（手術直後に手術室やロビーの電話で口述録音すると，次の日にはその内容がタイプされ手術記録としてカルテに挟み込まれる）がとられており，基本的に外科医が手術記録を"書く/描く"という習慣はありませんでした．そんな中で，経験した手術をイラストとして記録している筆者の姿を同僚のFellow達は興味深そうに見ていました．ある日，私達Fellowの仕事である脳死臓器摘出手術の際の出来事です．短腸症候群・多臓器不全の患児へ移植する多臓器Graft（移植片）を持ち帰った際に，上司のAlan Langnas教授に"どういった形でGraftを持って帰ったのか？血管は？"と聞かれ，同僚のFellowが返答に困っていた際に，傍にあったメモ用紙に持ち帰ったGraftの概要を描いて説明しました．たった一枚の絵でも曖昧な供述より伝わる情報量は多く，"なるほど，解った．お前面白いな……Scrub！（手を洗って手術に入れ）"とご褒美に預かることができました．
　本当にちょっとしたイラストですが，こうしたことを契機に外国人であってもチャンスが生まれていくアメリカという国の面白さと度量を感じた出来事でした．
これまでの日本での肝胆膵外科・肝移植修練に加えて，米国で臓器摘出手術や肝移植・多臓器移植手術の経験によって，大血管系を含めた最深部までの解剖の理解が一気に深まり，手術のみならずオペレコにもこうした学びが活かされることとなっていきました．

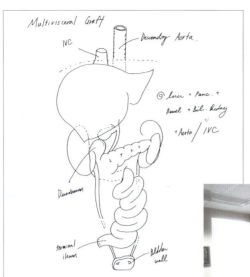

咄嗟にメモ用紙に描いた
"多臓器移植Graft"のイラスト

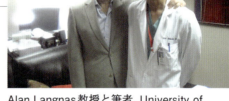

Alan Langnas教授と筆者, University of Nebraska Medical center

　このようなプロセスを経て，手術前に画像をしっかりと読み，そして頭の中での手術イメージとシミュレーションを持って手術に臨む．そして術後のオペレコ作成業務においては，その手技の一つ一つへの意義付けと拘り，そしてエッセンスを描き留めるよう意識するようになりました．そして現在は，自己の研鑽のみならず，同僚の外科医や看護師といった医療チーム内での手術情報の共有，紹介医や術前診断に関わった内科・放射線科医，そして癌の進展状況をミクロのレベルで検討する病理医へ，手術内容と彼らへのFeed backとしてマクロの情報が伝わる手術イラストを描くように心がけています．更に，それが医学生や専門的知識のない患者さんであっても理解してもらえるような，そんなイラストが有意義であると思っています．

　こうした点を意識して手掛けた肝門部胆管癌のオペレコが右図です．手術場面ごとにイラストを作成し，術中所見や行った手技について簡単な注釈をつけています．解りやすく読みやすいオペレコになっているでしょうか？

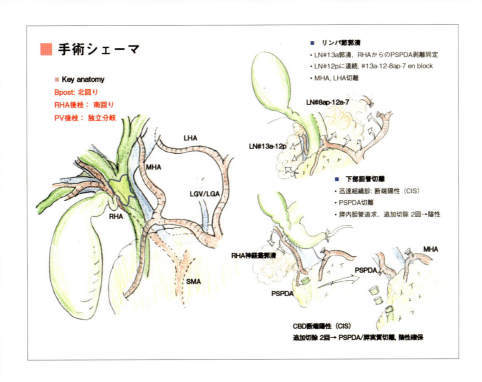
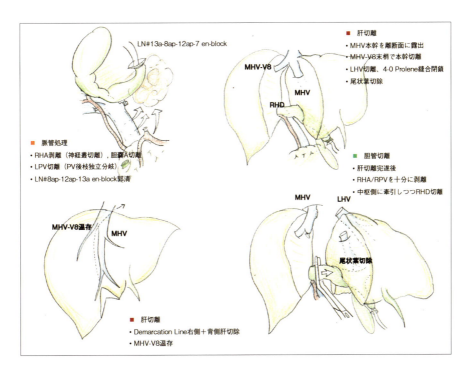

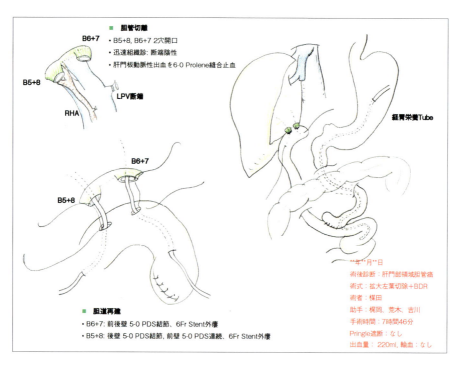

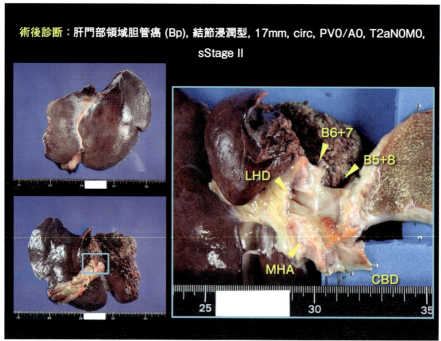

最後に切除標本の写真を添付し，オペレコ完成とします．

　本書では詳細について触れませんが，切除標本の整理も外科医にとって非常に大切な仕事であることを強調します．

　切除標本は整頓して配置する（手や血液などの汚れが写り込んでいるのは論外です），正確に病変を捉えた写真を残しておくことは，標本整理における最低限のルールです（多形・立体の切除標本は裏側に細かく丸めたガーゼやスポンジを用いた"土台"で転げないように固定し，カメラの被写界深度を考慮してFocusを手前に合わせる．平坦な病変は光源の照射角度を変えたり，ホルマリンで半固定後に複数回撮影する）．

　外科医にとって手術は，数多の症例の中の一例であっても，患者さんにとっては生命をかけた一大事です．**手術症例からの学びと反省を次なる手術に活かし，命を預け頼ってくれた患者さん，そしてその患者さんの診療に携わった紹介医や他科の医師の想いに報いるためにも，手術は勿論のこと，外科医の想いが"伝わる"オペレコの作成にも一期一会の精神で臨むべきである**と信じてやみません．

　次は，生体肝移植ドナーのオペレコです．解剖構造の特徴，手術アプローチ，そして血管の切離ラインなどレシピエント手術に必要な情報を余す所なく記載しています．肝胆膵外科手術においては，血管や胆道系の解剖学的な破格の多さと3次元構造という臓器の特性から，特に要点をおさえたイラストの作成が望まれます．

　また手術の場面毎に，なるべく多くのイラストを作成することで，手術の流れと具体的な手技のポイントを情報として伝えることができます．似たようなイラストを複数描くことは手間ですが，1枚元となるイラストを完成させ，そのイラストの上に紙を重ね合わせてトレース（なぞり絵）したり，少しずらして改変することで，次の場面のイラストにつなげるというのも一工夫です．添付したオペレコでは，肝切除が展開していく場面を何枚ものイラストで表現していますが，それぞれ前の場面のイラストからトレースし改変してイラストを作成したものです．

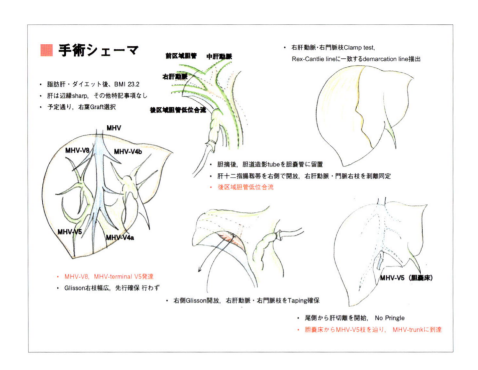
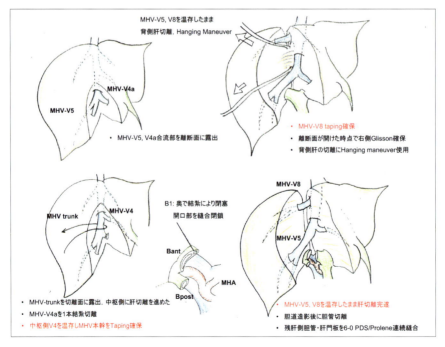

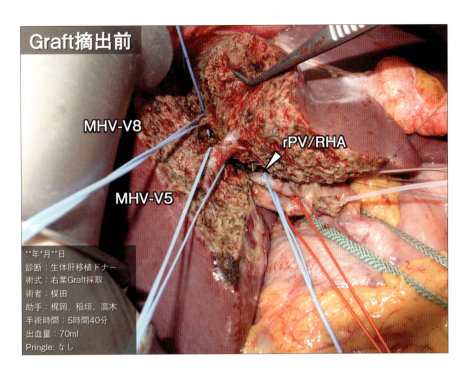

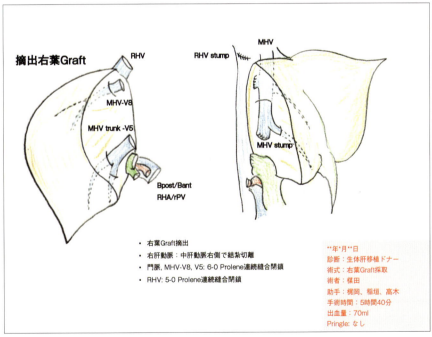

- 右葉Graft摘出
- 右肝動脈：中肝動脈右側で結紮切離
- 門脈, MHV-V8, V5: 6-0 Prolene連続縫合閉鎖
- RHV: 5-0 Prolene連続縫合閉鎖

如何でしょうか？

研修医時代に手がけたオペレコから見ると，ひた向きに手術を考え，イラスト作成に努力を重ねていくことで，手術の要点が"伝わる"イラスト，オペレコになってきたと思います．

メディカルイラストレーターが手掛ける美しいイラストには及びませんが，手術が本職の外科医が描くオペレコの手術イラストとしては，こういった内容で本来の役割を果たすのではないでしょうか．外科医にとっては，美しいイラストを描くことが目的ではなく，手術の情報を記録として正確に残し，そして手術を振り返って，症例からの学びと自分の手術手技に改善の余地がないかを抽出することこそが重要で，そういったプロセスが手術手技の向上につながっていくのです．

次項からは筆者のこれまでの経験を踏まえ，考えついたイラスト作成のコツについて述べていきたいと思います．

3 オペレコのイラストが描けるようになるために必要なこと

自分は絵を描くのが下手だ，いくら描いても上手くならない，描くこと自体が苦痛だ……．

オペレコのイラストを描くことに抵抗がある人の多くは，こうしたネガティブな意識を持っているのではないでしょうか？　一部の卓越した才能やセンスを持ち合わせた人を除いて，ほとんどの人は絵を描くことが得意ではないはずです．そして，オペレコのイラストも最初から綺麗なイラストを描ける人はまずいないでしょう．ただ，先に述べたようにちょっとしたコツと意識を変えることで，メディカルイラストレーターのような絵は無理にしても，**"要点が伝わる絵"**を描くことができます．本章では，筆者のこれまでの経験を踏まえて考えついたイラスト作成のコツを紹介していきます．

まず"描く"ということを考えてみましょう．次の頁の図は，ある対象物をありのまま絵として描く"デッサン"の行程です．デッサンとはフランス語の"dessin"が語源で，対象物の形状・質感・明暗や位置関係などを意識しながら，時間をかけてありのままに描画することです．じっくりと繰り返し眺めることで，視覚から映像情報を収集し，頭の中で細部まで特徴を抽出し整理します．そして，整理された映像情報を手で再現していきます．そのため，幾つもの線を重ねていき，その中から正確なラインを導き出し

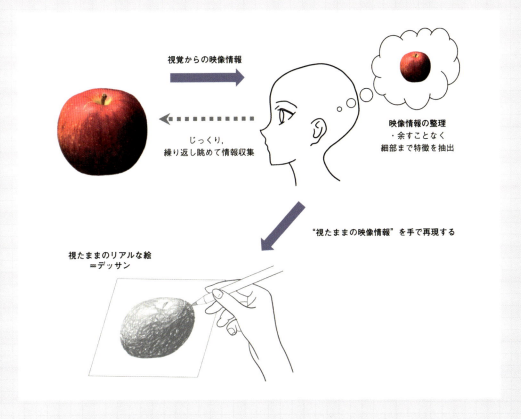

ていくことで，リアルな絵を再現していきます．
　こうした行程から分かるように，絵（イラスト）を描くためには，以下の３つの要素が必要です．
　（1）手で覚える
　（2）目で捉える
　（3）頭で考える
そして，この３つの能力からのアウトプットが所謂画力です．
画力を上げるためには，３つの要素を高めていく必要があります．

　絵が上手くならない人は，細かいところを見すぎて全体を見失っていたり，実物を見ない・理解しないままに描いている，形を覚えるまで沢山描いていない，そして絵へのこだわりが薄いのではないでしょうか？

　（1）手で覚えるということは，言い換えれば頭の中のイメージをどれだけ手で描いて再現できるかということです．この能力を高めるには，経験を重ねていくことに尽きま

す．とにかく沢山の絵を描く，つまり解剖なり手術手技なり一つでも多くの絵を描いて下さい．手術書・解剖の教科書・画像所見・術中写真，あるいは真似したくなるような他人の手術イラストなど，最初は模写やなぞり絵でもいいです．スポーツの反復練習と同じで，徹底して同じ絵を描き続けていくことで，その絵は自分自身のレパートリーとなり，そうした絵を1枚ずつ増やしていくという要領です．そうすることで，筆を持つ手の筋肉が，その絵の描き方を記憶していきます（手術手技と一緒ですね！）．

　そうは言いましたが，（1）の要素は画力を育んでいく上で実はそれほど重要ではなく，むしろ大切な要素は（2）目で捉え（3）頭で考えることだと思っています．

　（2）目で捉えるには，実物の観察から特徴を抽出することや，多くの絵や資料（ここでは教科書や手術記録）を見ることが大切です．特徴の抽出には，抽象（全体の漠然とした形）と具象（細部まではっきりとした形）を意識することが大切です．<u>抽象的に見れば誰もが知る万物としての共通点を見出せ，具象的に見れば物の個性や特性が見出せます．</u>これらを上手く融合させることで，正確な情報抽出ができます．

　（3）頭で考えるとは，描いている最中ではなく描く前の段階で考え思考することです．<u>絵（イラスト）にしたい情報を整理し，「何を」「誰に」「いつどこで」伝えるのか，こうしたことを描く前に明確にしておくこと</u>で，その考えがイラストに反映され，より"伝わるイラスト"になっていきます．

4 効率的なオペレコのイラスト作成

　オペレコのイラストといっても表現方法は多岐にわたります．描き手の考えるコンセプトであったり，個性に依る所です．下のイラストを例に考えてみましょう．

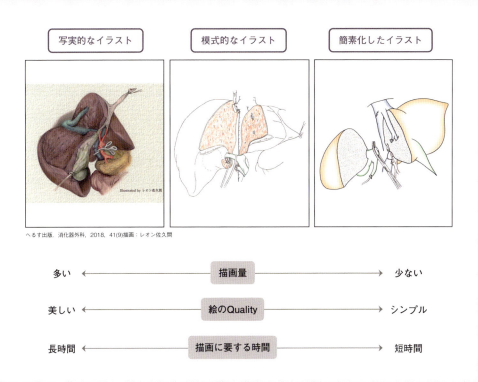

へるす出版．消化器外科, 2018, 41(9)描画：レオン佐久間

　いずれのイラストも，同じ術式の"肝右葉切除術"を描いたものです．
　左側はメディカルイラストレーターの巨匠 レオン佐久間画伯のものです．各臓器を本来の状態の通りにリアルに描いたデッサン調のイラストで，息を呑む美しさです．中央は筆者の教室においてイラストが上手な若手修練医のもの，そして右側が筆者が描いたものです．同じ場面を描いたイラストですが，随分と印象が異なって見えます．扱う描画量は圧倒的に左側のイラストが多く，絵画としても美しく仕上がっており，中央は情報を取捨選択しつつデフォルメしたイラスト，右側は至ってシンプルに簡素化したイラストになっています．つまり扱う情報量と描画量が多ければ多いほど，絵画のQualityは上がり，少ないほどシンプルになります．
　手術イラストの美しさを競うコンテストであれば万人が美しいと思うのは左側のイラストで，筆者のイラストが最下位でしょう．しかし，視点を変えて多くの人に"手術の

要点を伝える"という目的で考えれば，案外右側のイラストでも伝わるのではないでしょうか？

　これこそが，"頭で考え"オペレコのイラストを描くことです．イラストを描く前に必要な情報を整理し，「何を」「誰に」どういった目的で伝えるのか，コンセプトを明確にしておくことで，手術の要点が"伝わる"イラストになっていきます．

　また描画情報が多ければ多い程，描画に要する時間も長くなります．実際中央のイラストは，若手修練医が手術時間よりも長い時間をイラスト描画にかけて描いてくれたものです．一例の手術から多くのことを学ぶことは大切ですが，手術や術後管理と多くの業務を抱える外科医にとって，効率的に短時間でオペレコを描き上げることも必要なのではないでしょうか．

　それでは，右のような簡略化した模式的な手術イラストを描くには，どうしたらいいのでしょうか．先に述べた，あるがままのリアルな描写を心がけるデッサンとは，異なった手法で描いています．

　視覚からの情報収集という点は同じですが，頭の中で手術をイメージします．次の頁の図で例えると，元々"りんご"の形態は認知しているので抽象的にこれを捉えることができます．そこに細かな特徴があればこれらを具象的に捉え，自分なりに工夫と改変を加え簡素化した個体のイメージを頭の中に描きます．

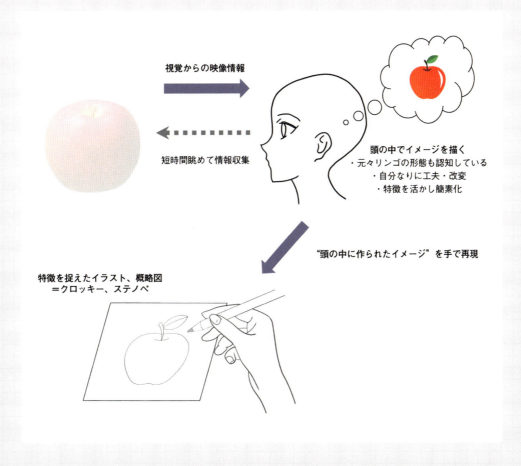

　あとは，頭の中に作られたイメージを，手でキャンバスに再現するという作業になります．こうした**対象物の特徴を短時間で把握し，素早く簡潔に線のみで描くことをクロッキーと呼びます**．この言葉はフランス語の"croquis"が語源になっていて，日本語では速写と呼ばれています．

　この技術をオペレコのイラストに当てはめてみましょう．視覚からの情報収集に加えて手術を手がける私たち外科医は，解剖構造を隅々まで熟知しているはずです．先に述べたように，描きたいものを誰よりも認識しているという点で手術のイラストを描くのに私たち外科医は最初からアドバンテージを持っているのです．

　また写実的なデッサンとして整合性の取れたイラストを描こうとすれば，描く情報量が増えていき，描画の難易度が上がってしまいます．絵のバランスや調和を取りつつ写実的となれば，幾度となく何本もの線を描いていくことになるでしょう．美しいイラストに仕上げたい，完全に解剖と手術を再現したいと思えば思う程に，自分自身でハードルを上げてしまい，オペレコ作成という業務にプレッシャーと時間をかけることになります．

写真とビデオを見て、
実際の手術に忠実にしなきゃ・・・

あそこは、ああだったかな・・・

あっ！違う・・・
難しいな～

わかりやすく、こう見せよう！

　それよりも，頭の中の手術イメージを高め，どうすれば見るものにとって"伝わる"オペレコになるかを考えながらイラストを描くことで，要点を押さえたイラストになっていきます．外科医としてのアドバンテージを活かし頭の中で手術をイメージし，自分が描きたいようにイラストを描くことで，自分自身へのハードルを下げ，効率的に短時間でオペレコ作成を進めることができるでしょう．またこうしたイラスト作成に特別なルールはなく，如何にすれば分かりやすく"伝わる"オペレコになるか，そこに個性が生まれ負担であったイラスト作成も楽しく臨めるようになってきます．

　そして，頭の中で手術が描けるようになってくると，今まで試行錯誤しながら何本もの線で描いていたデッサンとは異なって，迷いなく一本線で描くいわゆる"一筆描き"のイラストが描けるようになってきます．"手術の達人＝手術イラストも達人"，肝胆膵外科医として駆け出しの頃，師匠の八木先生が"一筆描き"でサラリと描かれていたイラストの境地はそこにあったのです．<u>手術の達人は，幾度となく手術を想像し考え，手術に臨む前から頭の中で明瞭に手術の"全て"が描かれている</u>からこそ，成せる技なのだと思います．そして，オペレコ作成のプロセスこそが手術修練であるという意味も，この"手術を考える"ということに通じているのは言うまでもないことです．

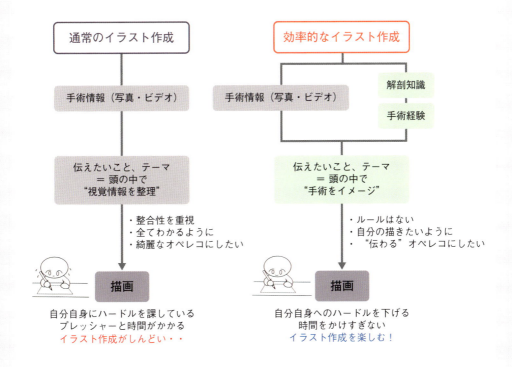

　このようなプロセスを経て，頭の中で"手術イメージ"を構築し，"伝えたい"内容を明確にすることをコンセプトとして描き上げたオペレコを紹介します．

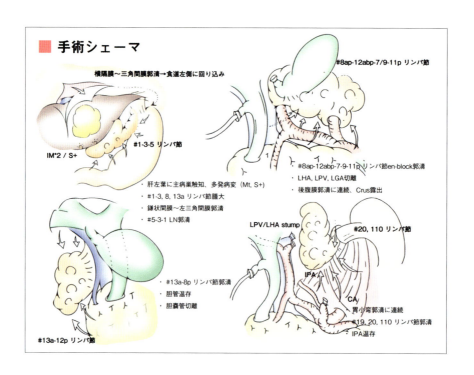

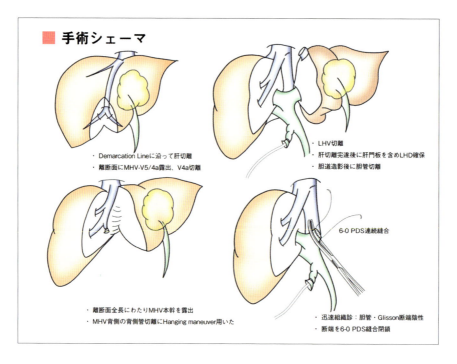

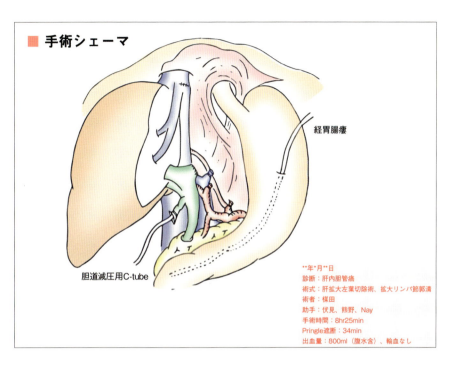

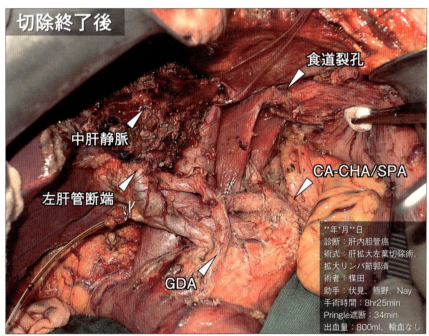

稲垣 優, 梛田祐三, 八木孝仁, 藤原俊義. リンパ節郭清の意義. 消化器外科 2019年; 42: 1419. より一部改変

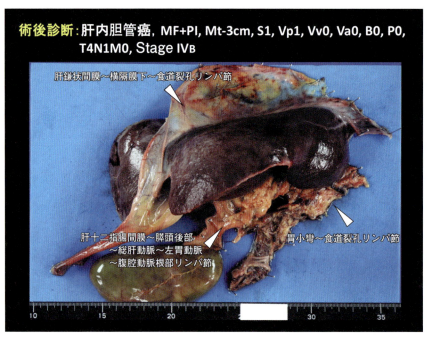

稲垣 優, 楳田祐三, 八木孝仁, 藤原俊義. リンパ節郭清の意義. 消化器外科 2019 年; 42: 1419. より一部改変

　肝内胆管癌に対する肝左葉切除，拡大リンパ節郭清を行った症例です．肝内胆管癌に対するリンパ節郭清の効果については未だ議論の余地があるところですが，自分が"伝えたい"リンパ節郭清の範囲と手技にポイントを絞ったイラストとして引用しました．

　解剖構造にしろ手術手技にしろ，全ての情報をありのままにイラストに収めることは不可能です．手技のエッセンス，見えていない裏側の解剖構造までどのように描けば伝わるか，自分なりの工夫をこらして作画することが大切です．手術では，一つ一つの手技や動作に必ず何らかの目的と意義を持たせることが，無駄のない合理的な手術にするための要諦ですが，イラストも同様で，<u>一つ一つのイラストには必ず何らかの意味を持たせるように</u>意識したいものです．

そして，正常構造をありのままに描写することも大切ですが，適宜必要な情報を取捨選択し，イラストのコンセプトと目的を明確にした上で，自分自身が描きたいように描くことで，伝えたい情報とポイントを押さえたオペレコを仕上げることができます．こうしたオペレコのイラスト作成は，記憶が鮮明な手術当日〜翌日以内に完成させることが望ましいです．

　今回のオペレコでは，イラスト作成にデジタルイラストレーションを用いています．従来は，鉛筆による手描きで下絵を作成した後に，色鉛筆で着色し，完成したイラストをスキャナーで取り込んだ後に，電子カルテに組み込み，コメントを書き込むというのがオペレコ作成の行程でした．しかし，下絵描きから色塗り・スキャナー取込みと，それなりの時間を要するため，日常の診療業務の中で，こうした時間を確保することはなかなか容易なことではありませんでした．

　こうした問題点を踏まえ，イラスト作成の効率化を意識して，iPad/Apple pencil/描画アプリによるデジタルイラストレーションを取り入れました．

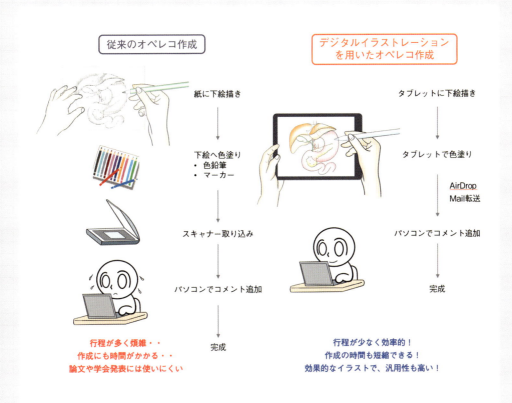

下絵描きから，色塗りまでを全てタブレット上で行い，そのまま作画したイラストをメール転送（Macユーザーであれば AirDrop が便利！）することでパソコンに取り込めるため，従来のオペレコ作成法に比較して，少ない行程数で作業を進めることができます．更に，色塗りに要する時間はタブレットを使用するほうが圧倒的に短く，イラストの変形や複製などを駆使すれば似通った場面のイラストの量産も可能で，大幅な時間短縮につながります．また作成されたイラストは，電子媒体となるため，学会発表や論文での使用など，汎用性が高いことも大きなメリットです．

　タブレットでのデジタルイラストレーションの習得には，一定期間を要しますが，習熟してくれば従来法よりも短時間で効率的に，そして効果的で"魅せる"イラストを作成することが可能となります．次章からは，いよいよ本題の"デジタルイラストレーション"を用いたオペレコ作成について，勉強していきましょう！

おまけ

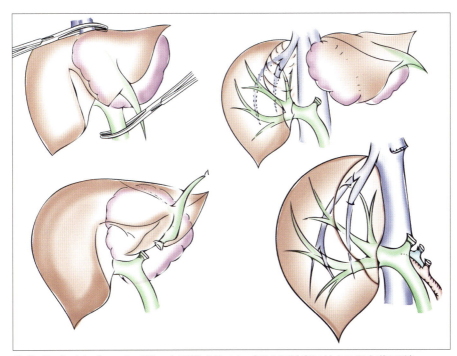

筆者が初めてタブレットで描いた手術イラスト（巨大肝腫瘍に対する肝左葉切除）

COLUMN

コラム1　手術メモと覚え書きの重要性

正式な医療情報文書としてのオペレコとは別に，自分自身の手術修練のためのオペレコを残してみませんか？

手術中に，自身の手術手技について指導医より注意やアドバイスを頂くことや，助手として手術に入る際には，執刀医の独り言やつぶやきを耳にする機会が少なからずあるかと思います．こうしたアドバイスやちょっとしたコメントの中には手術書に載っていない経験に裏付けされたポイントやコツ，失敗談・Pit-fallsなど貴重なものが多くあり，大きな財産となります．<u>つまり，他人の手術経験をも，自分の手術経験にすることができるのです</u>．

こちらは肝移植手術中に指導頂いた内容を，通常のオペレコに追記して個人用の手術ノートとしたものです．自身の手術修練のためには，こうした指導内容をしっかりと記憶にとどめておけるように，プラスアルファのメモ書きを残しておくと，大変有意義なオペレコになります（個人用ですから手書きの加筆で十分です）．なるべくその時のままの言葉や表現で残しておくと臨場感とともにその時の手術が思い起こされ，後から見返すのも楽しい手術ノートになります．

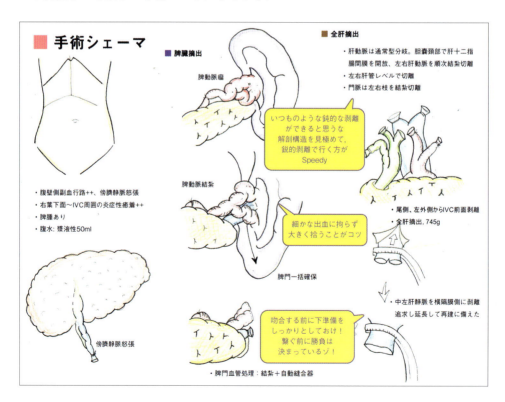

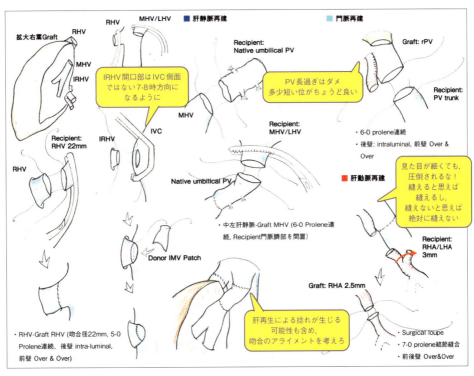
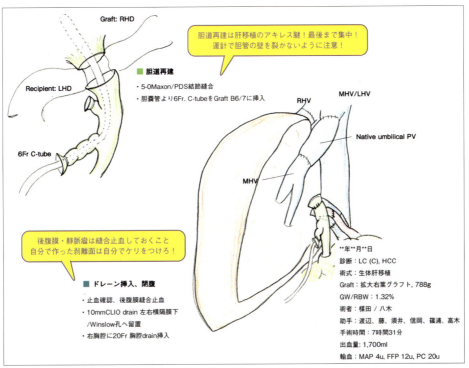

Coffee Break ☕

黄金比とフィボナッチ数列

皆さん，フィボナッチ数列という言葉を聞いたことがあると思います．イタリアの数学者レオナルド・フィボナッチ（1170-1250頃）に因んだ数列で，1, 1, 2, 3, 5, 8, 13, 21, 34, 55, 89, …..といったように「どの数字も前２つの数字を足した数字」になっています（漸化式で表すと$a_1=1$，$a_2=1$，$a_{n+2}=a_{n+1}+a_n$）．不思議なことに自然界には，この数列が多く潜んでいます．ひまわりの種の列数や松ぼっくりの鱗模様の列数は，フィボナッチ数が多く，人体の解剖においても肝臓の脈管や気管支の分枝にも同様の傾向があるそうです．

また１辺の長さがこの数列に従った正方形を並べていくと，渦巻き状に並べることができ，対角線をつなげていくと下図のような「黄金螺旋（黄金四角形）」が完成します．

一方，黄金比は，近似値1:1.618（約5:8）の安定的で美しい比率として有名ですが，フィボナッチ数列における２つの連続する項の比を取ると，次第に黄金比に近づいていきます．人間が自然に美しいと感じる比率が数学的に裏付けがあるというのは，非常に興味深いものです．

レオナルド・ダ・ヴィンチの「モナ・リザ」，ミロの「ヴィーナス像」に始まり，近年では名刺やハガキ，AppleやTwitterのロゴにも，こうした黄金比・フィボナッチ数列が使われています．こうした黄金比に代表される人間の自然な美意識をオペレコにも活かしてみたいものです．

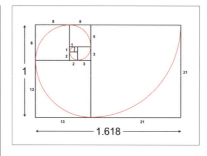
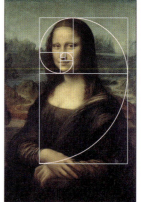

Chapter 01
デジタルイラストレーション入門編

> Chapter 1では，デジタルイラストレーションに用いる描画アプリの基本的な操作方法について，学んでいきましょう．多くの描画アプリが流通していますが，筆者は無料アプリの"Medibang Paint"を愛用しています．

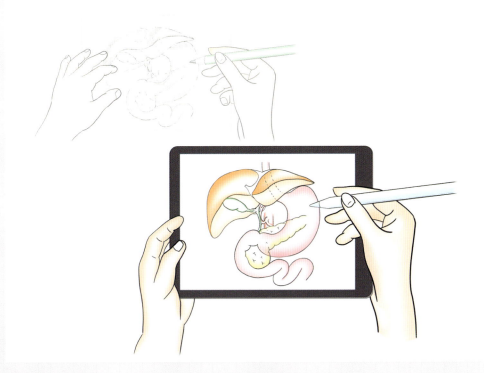

STEP 1	メディバンペイントの準備をする…30	STEP 4	線画を描く②：レイヤー機能を応用する…45
STEP 2	メディバンペイントの基本画面…31	STEP 5	線画を描く③：線画の修正…52
STEP 3	線画を描く①：基本操作…38	STEP 6	色を塗る…57

STEP 1 メディバンペイントの準備をする

1

App Store 　 を開き，検索ワードに"Medibang Paint"を入力します．"メディバンペイント for iPad"をインストールします．

基本的には，無料アプリですが，より多くの機能を使用するにはユーザー登録（課金）が必要となります．本書においては，無料アプリ制限内で作成できるデジタルイラストレーションを紹介していきます．

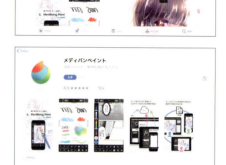

2

メディバンペイントを開くと，右のような基本画面が出てきます．

3

左欄より，"新しいキャンバス"をタップし，"新規作成"を選択してください．

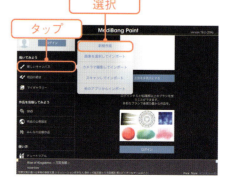

4

使用する基本キャンバスのプリセット画面に移行するので，

サイズ→"端末サイズ"
背景色→"透明"

を選択しておきます．

背景色は白色でもいいのですが，透明にしておくことで，イラスト完成後，Power pointなどに貼り付けして作業を行う際に，効率的に汎用性高く作業を進めることができます．

STEP 2 | メディバンペイントの基本画面

これが，メディバンペイントの基本画面表示です．
インストールしたバージョンによっては，一部表示様式やウィンドウ配置が異なる場合があります．

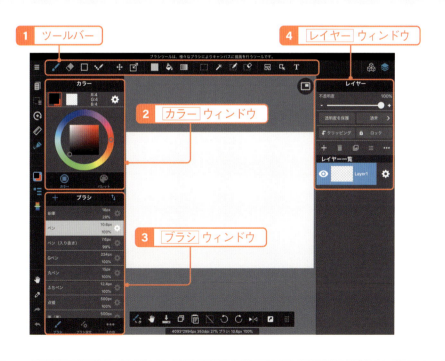

1 ツールバー

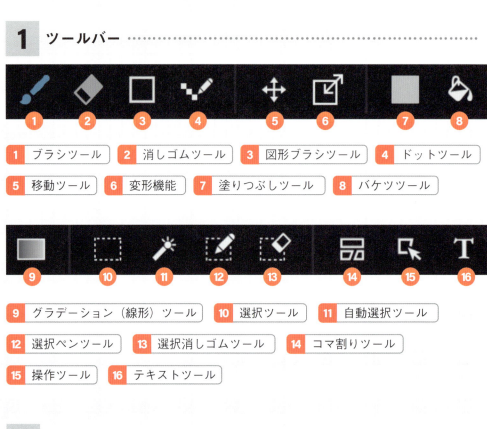

2 各ツールバーの機能

1 ブラシツール
ペン・エアブラシなど，ブラシウィンドウから選択して描画します．

2 消しゴムツール
キャンバスに描画された内容を消すツールです．

3 図形ブラシツール
直線・折れ線・曲線・矩形・楕円などの図形を描くことができます．

4 ドットツール
ドットブラシにて，1〜3 pixelのドットで細かい部分の描画ができます．

5 移動ツール
選択中のレイヤーに描画されている内容を移動するツールです．

6 変形機能
選択中のレイヤーに描画されている内容を，拡大縮小・自由変形・メッシュ変形など，変形させるツールです．

7 塗りつぶし（矩形）ツール
描画色で塗りつぶされた四角形を作成するツールです．

8 バケツツール
閉じられた線の内側の範囲を，一気に塗りつぶすツールです．

9 グラデーションツール
線形（直線的），円形（円状）のグラデーションが作成できます．

10 選択ツール
矩形，楕円形，多角形，投げ縄（自由な形状）の選択範囲が作れます．

11 自動選択ツール
線で囲まれた範囲や色などをタッチすると，選択範囲が作成されます．

12 選択ペンツール
線で描くように選択範囲が作成されます．

13 選択消しゴムツール
10-12で作成された選択範囲を消すことができます．

14 コマ割りツール
キャンバス内に漫画用のコマを作成するツールです．

15 操作ツール
コマ素材やアイテムを移動したり変形する時に用います．

16 テキストツール
キャンバス内に文字を入れたい時に使います．テキスト入力後にフォントの変更や太字・斜体などの設定ができます．

使用頻度が高く，是非機能習得してほしいツール

3 カラー ウィンドウ

"カラー","パレット"のタップで,色相環とパレット表示に切り替わります.いずれかのモードより,"ブラシツール"や"塗りつぶしツール"など,着色ツールの色を選択します.

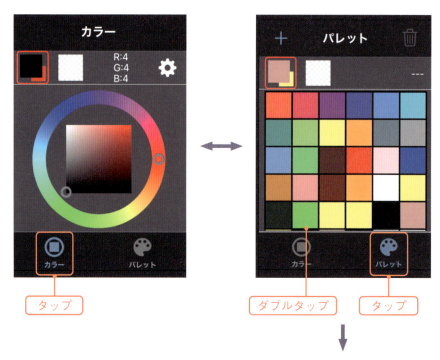

"パレット"で,適当なマスをダブルタップすると,色相環が表示され,好みの色をパレットに固定できます.
オペレコで頻用する色をデフォルトとしてパレットにセットしておきましょう.

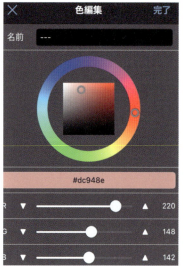

4　ブラシ ウィンドウ

"パレット"や色彩環より，選択した色を使って，"ブラシツール"で描画していくことになります。

矢印部分の2色表示は，"ふちペン"の場合は縁取り色と中抜き色の設定になります。

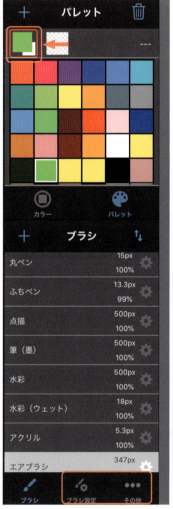

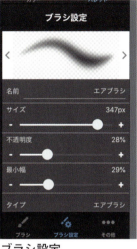

ブラシ設定

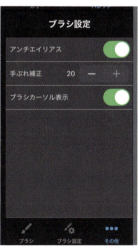

その他

ブラシ先端の太さ，濃淡，描き始めと終わりの先端形状の調整を行います。
頻用するのは，"ペン"，"ふちペン"，"エアブラシ"ですが，イラストの好みに合わせて選択して下さい。

アンチエイリアスをOFFにすると線のドットが荒くなるので，通常ONにしておきます。
手ぶれ補正も通常ONでOKです（補正値については後述）。

STEP 2 メディバンペイントの基本画面

35

5 レイヤー ウィンドウ

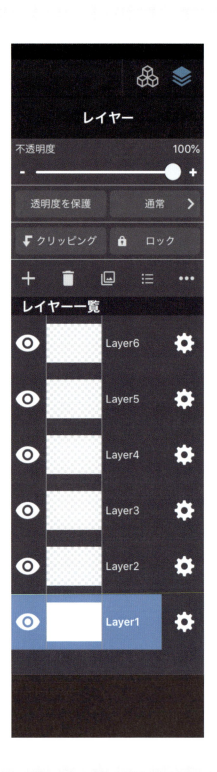

1. 不透明度
選択されたレイヤーの透過性を変化できます．

2. クリッピング，ロック
クリッピング：
ロック：レイヤーの変更・削除を禁止します．

3. レイヤーコマンド
頻用するコマンドは下記です．

1. レイヤーの追加
新たなレイヤーを追加します．

2. レイヤーの削除
選択されたレイヤーを削除します．

3. レイヤーの複製
選択されたレイヤーを複製します．

4. レイヤー一覧
<u>上から下に向かって，表→裏の重ね合わせの順になります．</u>
タップして，描画対象とするレイヤーを選択します．

4. レイヤーの修正
レイヤーに自由に名前をつけたり，種類の変更が行えます．

レイヤー機能の詳細は後で詳しく解説します．

オペレコを描く上で役立つ作画ツール

iPad/Apple Pencilでオペレコを作成するのに有用な作画ツールを紹介します．本書では，Medibang paintを用いていますが，他のイラストアプリにおいても，概念やツールの基本操作は同じです．

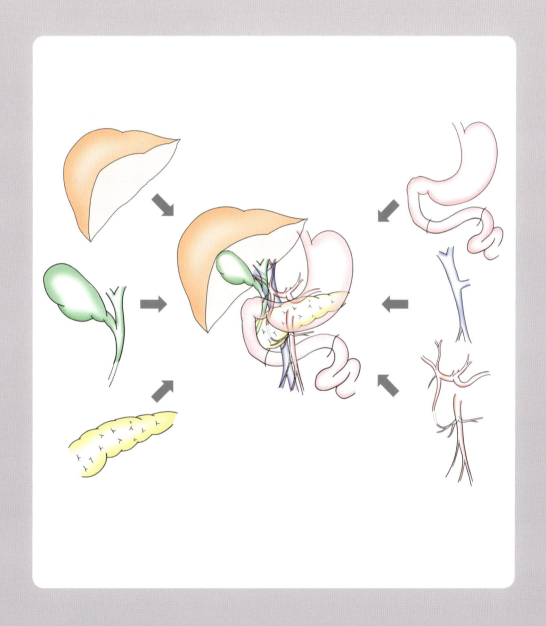

STEP 3 : 線画を描く①：基本操作

1

まずは，線画を描くメインツールである"ブラシツール"の特性を知りましょう．
"ブラシツール"ウィンドウのブラシ設定より，線画で用いるブラシを選択します．
メディバンペイントのデフォルトで選べるブラシは下図の通りになります．
それぞれの特性に応じたブラシを使用します．
また選択したブラシについて，色・太さ・不透明度・幅について，各局面に応じて調節します．
この中で，筆者が好んで使用しているのは，下絵の作成には，"ペン"，"ふちペン"，"アクリル"を用い，色塗りには"エアブラシ"を好んで用いています．

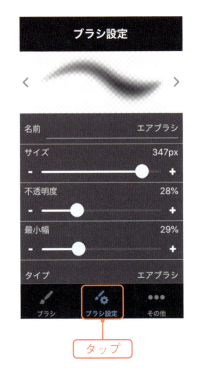

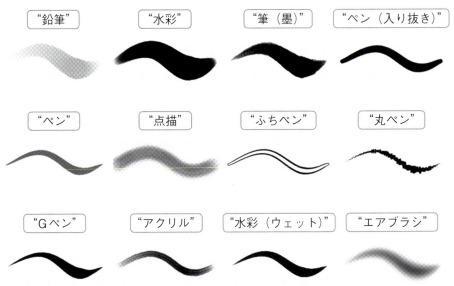

2

次に，"ブラシ設定その他"をタップすると右の画面が展開されます．

"アンチエイリアス"，"手ぶれ補正"の効果について，下図を見比べてみてください．

手ぶれ補正の有無，アンチエイリアスON/OFFの組み合わせになります．

アンチエイリアス（アンチエイリアシング）とは線の境界線をドットレベルで滑らかにする処理の事をいいます．

<u>通常は"アンチエイリアス"ON，"手ぶれ補正"も強めにかけておくと良いでしょう（筆者はいつも最大の+20に設定しています）．</u>

こうした機能も，紙に描くイラスト作成にはない，デジタルイラストレーションの強みです．

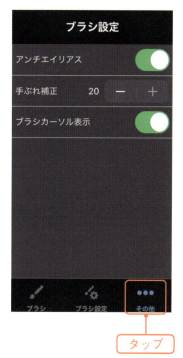

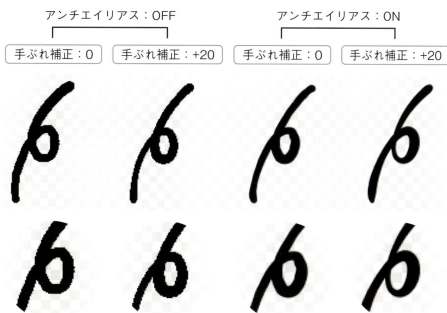

3

線画・着色領域を消去する"消しゴムツール"の特性も知っておきましょう．
"アンチエイリアス"，"手ぶれ補正"の効果については，"ブラシツール"と同様です．
デジタルイラストレーションでは，超拡大してドットレベルで修正することができることも大きな強みです．
その場合に，"消しゴムツール"のソフトエッジ機能を用途によって使い分けることで，シャープなエッジとぼんやりとしたエッジを作り分けることができます．

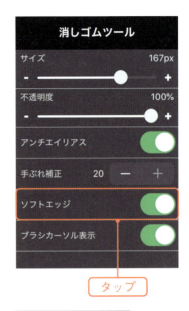

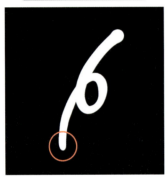

ソフトエッジ：OFF

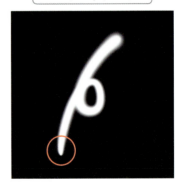

ソフトエッジ：ON

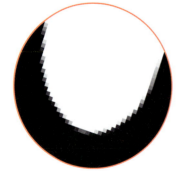

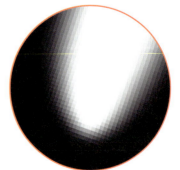

4

それでは，実際に線画してみましょう．
右の写真のメスを描いてみます．

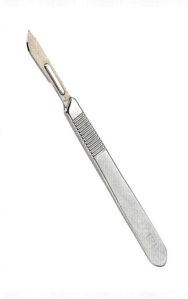

STEP 2で紹介したメディバンペイントの基本画面の[レイヤー]ウィンドウから，描画するキャンバスとなるレイヤーを選択します．
ここでは"Layer 2"を選択し，＋をタップして，レイヤーダイアログを開き，名前を仮に"下書き"とします（下書きはいずれのレイヤーに設定してもOKです）．
線画を描くためにブラシツールは"ペン"，パレットより"黒"を選択します．直線が多いイラストになりますので，"アンチエイリアス"ON，"手ぶれ補正+20"に設定しました．

それでは，実際に線画してみましょう．
右上の写真のメスを描いてみます．
<u>絵画・デッサンではなく，速写（クロッキー）の要領で，特徴を捉え自分のイメージも加えたイラスト</u>を，肩の力を抜いて描いてみましょう．

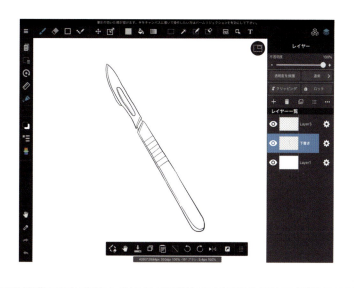

どうでしょうか？
あるがままのデッサンではなく，あくまでイラストなので，見る人に"メス"と伝われば良いのです．
次のSTEP 4でレイヤーを学んだ後で，この直線的な器具を修正してみることにします．

5

腹部内臓で,線画を描く練習をしてみましょう.右の図は教科書から抜粋したものですが,こちらを参考にして,大腸の全体像の線画を描いてみましょう.

美しいイラストですが,これをそのまま再現しようと思うと,ハードルが高くプレッシャーがかかります.見る人に"大腸"であることが伝わる程度のイラストを描いてみてください.

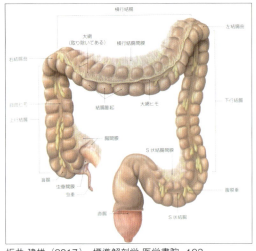

坂井 建雄（2017）．標準解剖学 医学書院, 193
一部改変（欧文名省略）

6

特徴を踏まえ,簡単に速写するとこのような形になります.

シンプルなイラストです.Chapter 01でも述べたように,腸管の曲がり具合,虫垂や小腸との位置関係など,外科医は熟知しています.こうした外科医ならではの基礎知識も織り込んで,イメージを構築します.思い切ってフリーハンドで,一筆描きのように迷いのない線画を心がけてみて下さい.

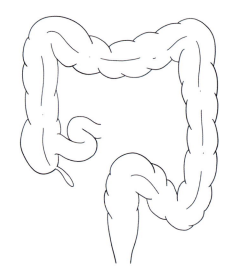

何度も同じイラストを描いているうちに,改良とともに自分のレパートリーとなっていくはずです.

7

次は肝臓です．
肝臓内には複雑な脈管構造があり，分岐形態や脈管同士の前後関係などを意識する必要があります．
CTの3D画像から絵起こしをしていきます．

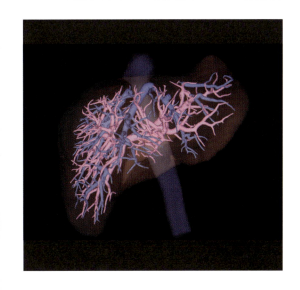

8

あくまで要点を押さえ，自身の知っている解剖構造の理解とともに，自分の頭の中に簡略化して描いたイメージ像を，イラストとして再現しています．肝静脈とGlisson分枝との前後関係が表現できているでしょうか．

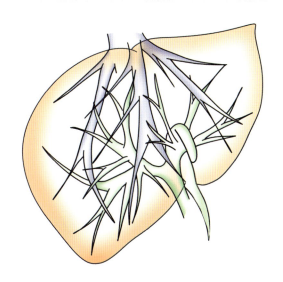

9

最後に上腹部内臓です．
食道から胃十二指腸といった腸管，膵臓，胆管，動脈系と4系統の内臓・脈管の位置関係に注意しつつ，簡略化した線画を描いてみましょう．

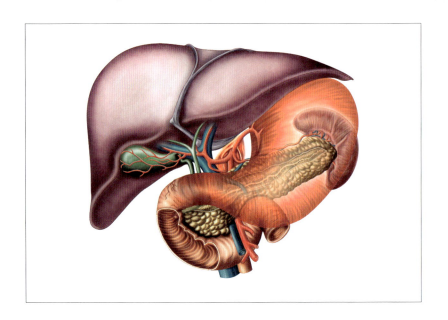

10

こちらが臓器・脈管の位置関係・前後関係に注意して簡略化したイラストになります．イラストに，こうでなければならないという正解はありません．
自分の"伝えたいこと"，"描きたい"ことを意識して作画していくことで，自分自身の個性が活き，コンセプトが明確なイラストに近づいていきます．

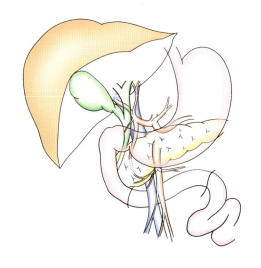

STEP 4 | 線画を描く②：レイヤー機能を応用する

デジタルイラストレーションで，最も有効な機能がレイヤー機能です．
レイヤー機能を使うことによって臓器の奥行きや前後関係の表現，個別の臓器の正確な塗り分けや微調整が可能になります．
先程の腹部内臓のイラストで，臓器の前後関係を表現するのに，このレイヤー機能を駆使しています．

1

下のイラストを見てください．
1枚に見えるイラストですが，実は"線画としての輪郭"と"顔"，そして"色付け"と3層のレイヤーの重ね合わせで構成されています．
こうしたレイヤー機能を使ったイラスト作成手法を，オペレコの作成に応用してみましょう．

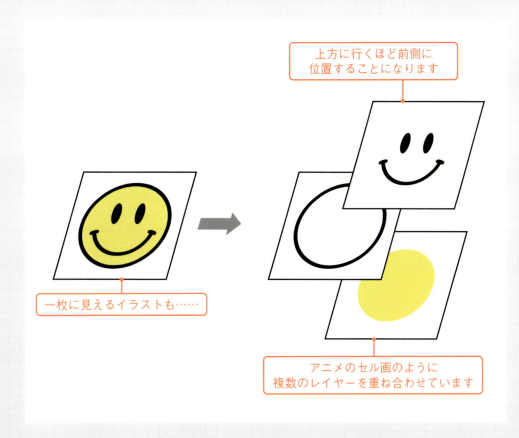

一枚に見えるイラストも……

上方に行くほど前側に位置することになります

アニメのセル画のように複数のレイヤーを重ね合わせています

2

オペレコにレイヤー機能を応用した実際のイラストです．
線画による臓器の輪郭作成を行い，各臓器ごとにレイヤーを設定し，レイヤーごとに着色し，臓器の前後関係を意識して，上層から下層へレイヤー配置しています．

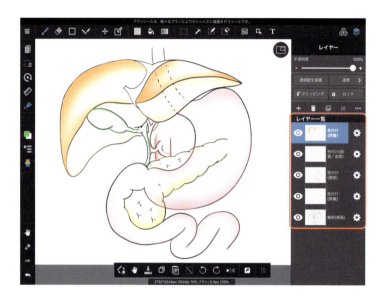

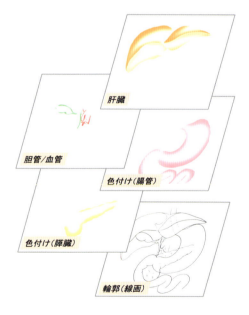

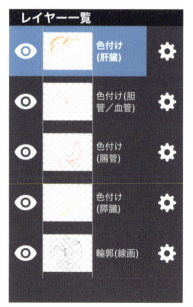

3

下の写真のイラストを作成してみたいと思います．

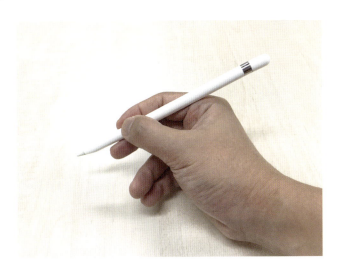

4

メディバンペイントの基本画面で，■を選択して，[レイヤー]ウィンドウを選択します．

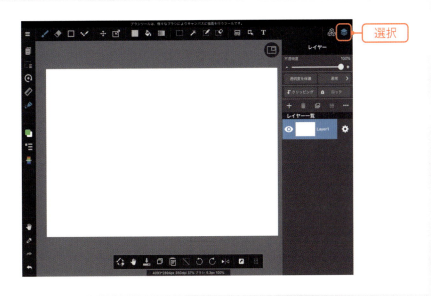

5

レイヤーメニューより，➕ "レイヤーの追加"を選択すると，追加するレイヤーを選択する画面が現れます．

レイヤーは，"カラーレイヤー"，"8bit レイヤー（グレースケール）"，"1bit レイヤー（モノクロ2階調）"が一般的です．

ここでは，汎用性が高い"カラーレイヤー"を選択してみます．

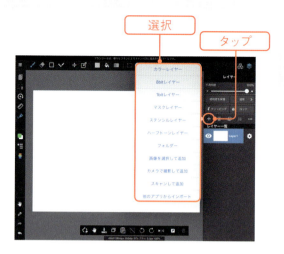

6

4層分のレイヤーを追加してみました．

[レイヤー] ウィンドウに，Layer 2からLayer 5まで追加されています．

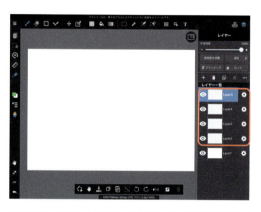

7

"Layer 2"を選択し，⚙をタップして，レイヤーダイアログを開き，名前を仮に"下絵1"としてみます．

線画を描くためにブラシツールは"ペン"，パレットより"黒"を選択します．

（"Layer 1"は，筆者の好みとして予備レイヤーとして残しています．元々無色のキャンバス設定ですが，イラスト作成の途中や完成後に白いキャンバスに変更したり，好みの背景色に変更することが可能となります．勿論，"Layer 1"を"下絵1"とするのでも構いません．）

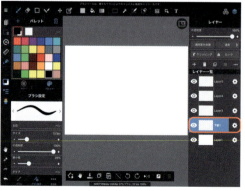

8

"下絵1"のレイヤーに手を作画してみましょう．
STEP 1と同様に，クロッキー（速写）で特徴をつかんで手早く描いてみます．繰り返しますが，ありのままリアルに描く必要はなく，"伝わる"イラストで良いです．

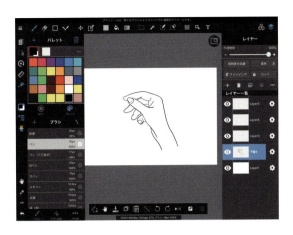

9

同様にして，今度は"Layer 3"を選択し，ダイアログから名前を"下絵2"として，そこをキャンバスとして，ペンを描いてみます．
後述しますが，この時，<u>手との前後関係を無視して描くのがコツです</u>．

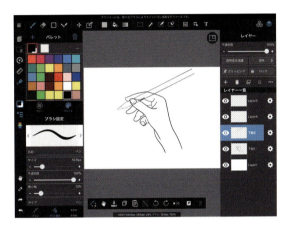

10

今度は"Layer 4"を選択し，名前を"下絵3"とします．
遊び心で，落書きを描かせてみました．
この時も，手との前後関係を無視して，描きます．

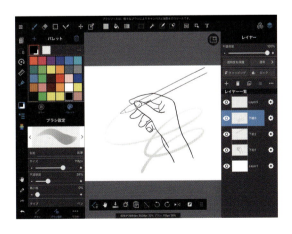

11

さあ，ここからレイヤーの効果を発揮していきます．
"下絵1"のレイヤーを選択して，手と鉛筆の前後関係を考えて，ペンの後ろの手の成分を"消しゴムツール"で消去します．
つまり，"**本来見えない部分**"**を消していく**わけです．
細かな領域は，消しゴム先を小さく調整したり，画面を拡大表示して消すと，正確にドットレベルで作業を進めることができます．

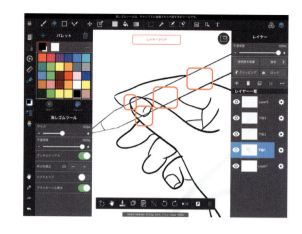

12

同様に，"下絵2"，"下絵3"を選択して，それぞれの前後関係を意識して，見えるはずのない背側の成分を"消しゴムツール"で消去します．

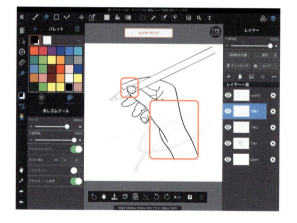

13

完成しました．
レイヤー機能を使うことで，奥行き・前後関係を，簡便に効果的に表現することが可能となります．また<u>前後関係を無視して，それぞれの対象物を描くことで，背後の見えない部分も含めて対象物の連続性が保たれます</u>．
どうでしょうか？
一連の作業でレイヤー機能に慣れてきたと思います．

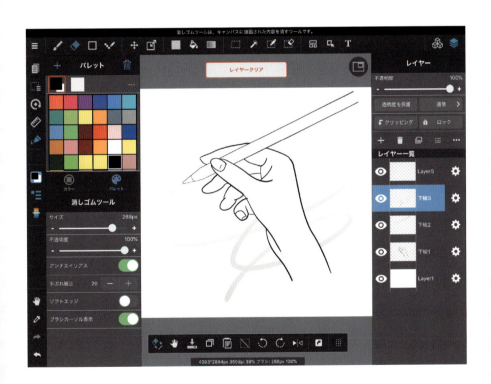

STEP 5 　線画を描く③：線画の修正

それでは，STEP 3で描いた"メス"を，STEP 4で学んだ"レイヤー機能"を用いて修正してみましょう．

1

先程完成させた"下書き"レイヤーを基に，修正・清書していくために，レイヤーダイアログを開き"Layer 3"の名前を仮に"線画（清書）"とします．

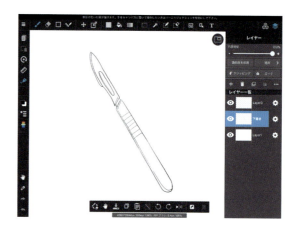

2

"下書き"レイヤーを選択し，不透明度を調整して，20％程度まで色調を薄めます．

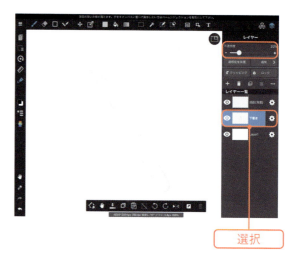

選択

3

それでは清書をしていきましょう。"線画（清書）"レイヤーを選択して，描画するキャンバスを指定します。
直線系が多いイラストなので，"定規ツール"が力を発揮します。
🔲 "定規ツール"をタップすると，ダイアログが開きます。

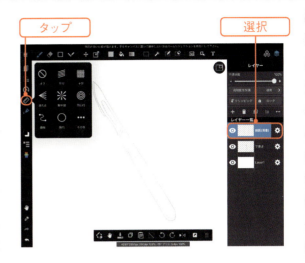

4

"定規ツール"で，"平行"を選択すると，キャンバスに淡いピンク色で平行の定規が表示されます。
次に，"定規の位置を変更する"をタップすると，定規の角度を自由に変更できるようになります。
メスの直線部分に合わせて，定規の角度を調節してみます。

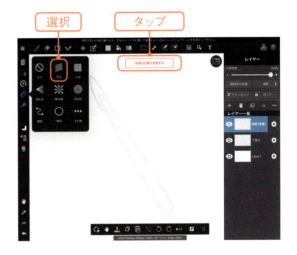

5

メスの持ち手部分と，定規の平行線が合いました。

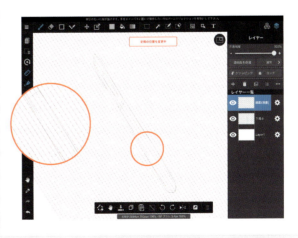

6

定規にあてるように，線を引いて，正確な直線を描くことができました．

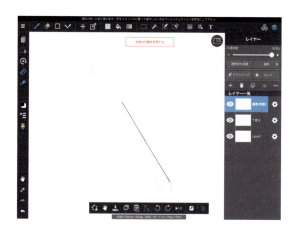

7

同様にして，全ての直線部分に清書できました．

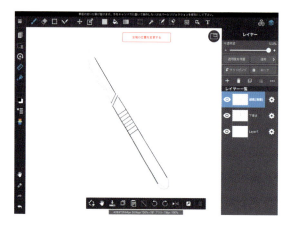

8

次に定規ツールより"楕円"を選択すると，自由設定できる楕円形の定規が表示されました．
この定規を持ち手の先端に合わせて，大きさ・角度・直線部分との合流点など，調整します．

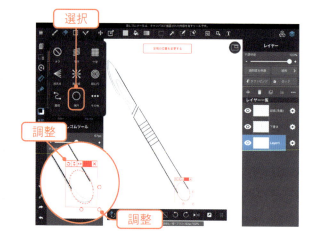

9

整った曲線が描けました．

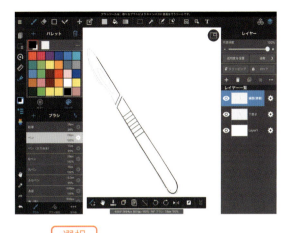

10

更に，定規ツール"同心円"を選択して，表示された同心円の定規を円刃部分の弯曲に合わせて描画していきます．

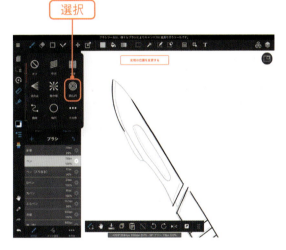

11

こうした作業を繰り返して，形が整ってきました．

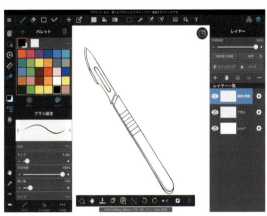

12

ラフな線画ですので，はみ出た部分を ◆ "消しゴムツール"を使って，拡大表示で消していきます．ブラシツールと同様に太さの調節を行ったり，"消しゴムツール"の"アンチエイリアス"もONにしておきます．

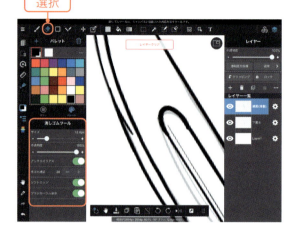

13

全体を細かく修正し，完成しました．
最後に"下書き"レイヤーの ◉ をタップして非表示とするか，🗑 レイヤー削除を行って，"線画（清書）"のみの表示とします．

これまでの手順で，いろいろな作画ツールの使い方に慣れてきたと思います．実際のオペレコ作成で，ここまで時間をかける必要はありませんが，最初のうちは，丁寧に"質"にこだわって取り組むことをお勧めします．<u>基礎の土台をしっかり作っておくと，後に効率的に作業を進め，発展させていくことが可能となります</u>．

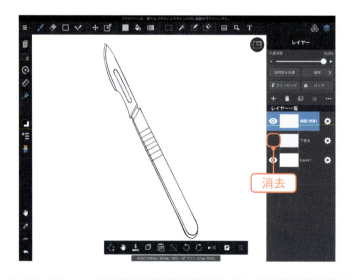

STEP 6 色を塗る

今度は線画への色塗りについて，学んでいきましょう．
イラストアプリでは，主に下記3パターンの色塗り方法があります．
用途や画風など，好みに応じて色塗り方法を選択してみて下さい（メディバンペイントで具体的に使用する作画ツールを下に示しています）．

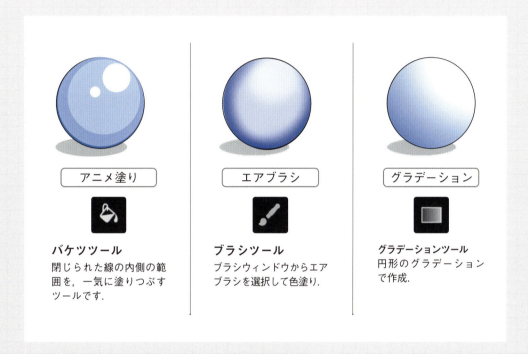

この中で，筆者が最も好んでオペレコの色塗りで用いているのは，"エアブラシ"ツールです．
細かなことを考えずに，そこそこの立体感を出せることと，色塗りに要する時間が圧倒的に短いことがメリットです．
このエアブラシを用いた色塗りは，"デジタルイラストレーション"を用いたオペレコ作成における最強のツールなので，次項からしっかりと説明していきます．

1

それでは，"立体感"のある球を描いてみましょう．
メディバンペイントの基本画面で，▣を選択して，[レイヤー]ウィンドウを選択します．

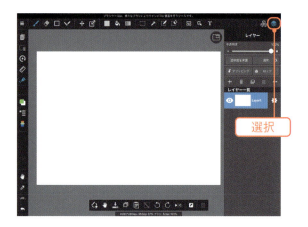

2

レイヤーメニューより，＋"レイヤーの追加"を選択して，"カラーレイヤー"を選択してみます．
レイヤーダイアログを開き，名前を"下絵"とします．

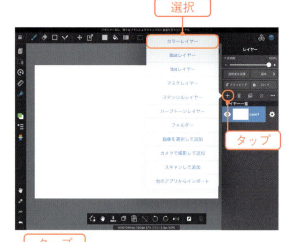

3

"ブラシツール"で，黒色の"ペンツール"を選択した後に，▢"図形ブラシツール"をタップします．ブラシツールのダイアログが開くので，"楕円"を選択します．

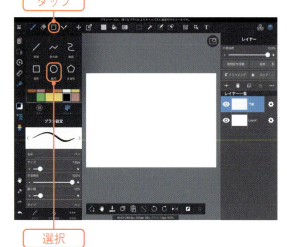

4

適当な場所にApple pencilをあてると円が作画されます（画面に触れた長さを直径とする円が描かれます）。

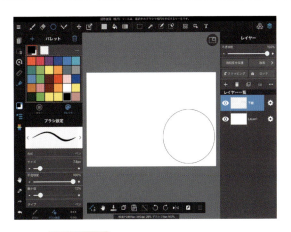

5

✥"移動ツール"で，作画した円を好きな場所に配置します。
このツールは選択中のレイヤーに描画されている内容を移動するツールです（通常，ツールダイアログの"タップ位置のレイヤーを選択する"はOFFにしておきます）。

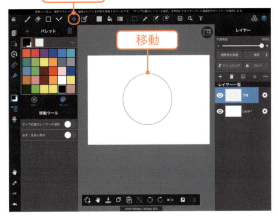

6

カラーレイヤーで，"下塗り"レイヤーを追加します。
次に，"自動選択ツール"を選択して，作画した円をタップすると円が選択されます。
"自動選択ツール"は，領域を自動で正確に選択してくれます。但し，線画で囲まれていることが条件です。
対象を"キャンバス"とし，アンチエイリアスは通常ON，拡張は0にしておきます。

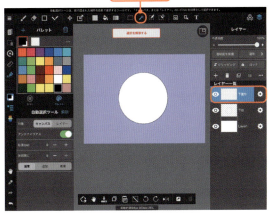

7

いよいよ色塗りです。"バケツツール"をタップし、好きな色を選びます。
ここでは水色を選び、作画した円をタップします。円形の選択領域に水色がベタ塗りされました。

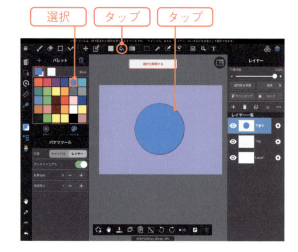

8

少し色調が強すぎるので、不透明度を10%程度まで下げてみました（不透明度を下げるほど、透過性が上がります）。

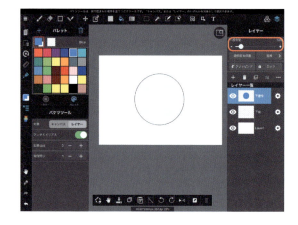

9

次にカラーレイヤーで、"色塗1"レイヤーを追加します。6の行程と同様に、自動選択ツールで、作画した円を選択します。
色塗りの対象を、"色塗1"レイヤーとした状態で、同じ領域が選択されたことになります。

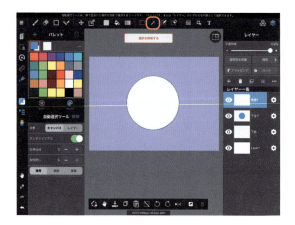

10

いよいよ"エアブラシ"の登場です。
"ブラシツール"より,"エアブラシ"を選択し,同系色の青色を選択しました.
ブラシサイズ・不透明度は適宜好みに調整して下さい.
選択領域の縁をエアブラシで塗っていきます.スプレーで吹付けるように色塗りが可能です.

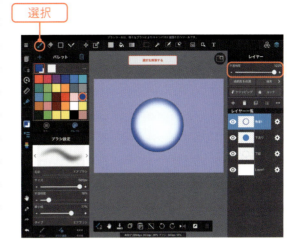

11

選択解除して,色塗りを確認します.
どうでしょうか？ 円形が球体に見えてきました.
次に,カラーレイヤーで"色塗2(光彩)"レイヤーを追加します.また"エアブラシ"の色は,光彩として白色を選択しました.

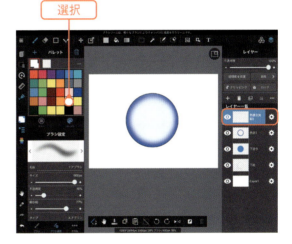

12

着色領域の選択ですが，色が入っている領域があるため，自動選択ツールでは認識選択できません．
"下塗り"と"色塗1"レイヤーの ◉ をタップして，レイヤー非表示にすると，自動選択できるようになります．

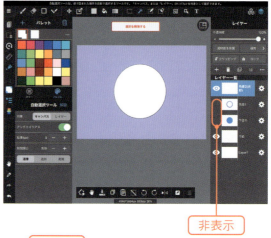

13

再度，"下塗り"と"色塗1"レイヤーを表示させます．
"色塗2（光彩）"レイヤーに，全体の色合いを確認しながら，光彩を着色していきます．
今回は球体の右上に光源があると想定して，光彩の色付けをしていきます．

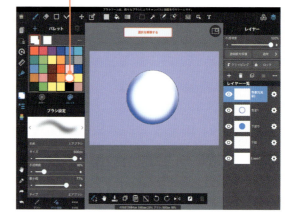

14

球体に影をつけてみましょう．
"影"レイヤーを追加してみます．
◼ "塗りつぶし（楕円）ツール"を灰色で作成しました．

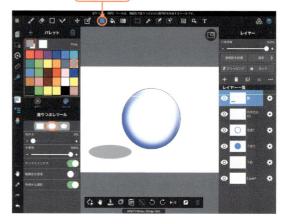

15

5の行程と同様に，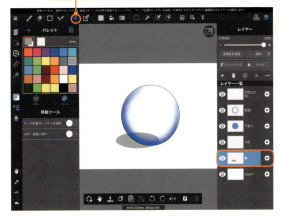"移動ツール"を選択して，影を自然な位置に配置します．また影は，最も背側に位置するので，[レイヤー]ウィンドウで，"影"レイヤーを最下層にドラッグして移します．

16

球体と重なった部分の影は，本来であれば見えないので，重なり部分を消したいところです．

12の行程と同様に，複数レイヤーを非表示にして，重なり部分を自動選択で選択します．

今回は，外枠の線まで消したいので，拡張（px）を2に上げておきます．これで少し選択領域が外側に拡大されます．

17

この状態で，"消しゴムツール"を選択すると，"レイヤークリア"という表示が出るので，ここをタップします．これで選択領域のみ，レイヤーを消去することができます．

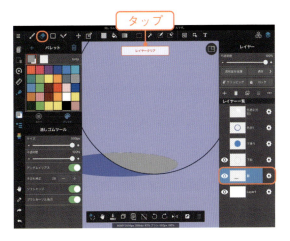

18

球体と重なった影は，正確に消去されました．

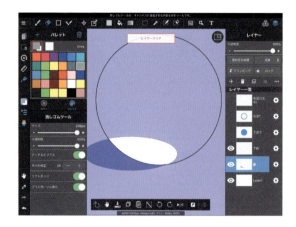

19

非表示レイヤーを再表示させて，完成です．

単純で簡単な色塗りですが，光彩と陰影をつけることで，単なる円形の線画が球体状に見える立体感を出すことが可能となります．

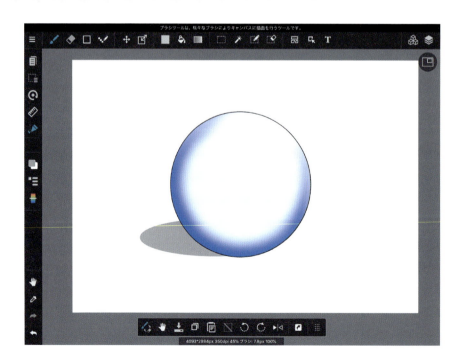

Chapter 02

イラストを描いてみよう！

第2章では，これまでに学んだ作画ツールを用いて，実際のオペレコを想定してイラストを作成していきます．レイヤー機能を用いたパーツごとの着色や前後関係の表現，線画からはみ出さずに着色する方法，細かな着色や時間短縮について解説します．

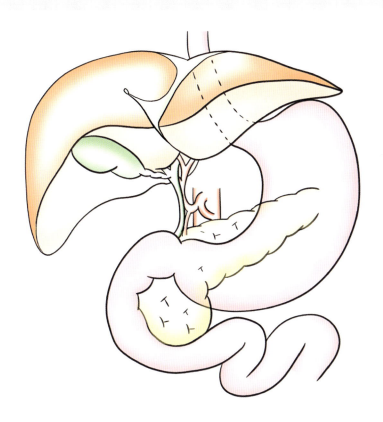

STEP 1	下絵と色塗り …66	STEP 3	変形機能を使いこなす …81
STEP 2	自動選択とレイヤー重ね塗りを使いこなす …75	STEP 4	レイヤー合成とアニメ塗り …86

Chapter 02 イラストを描いてみよう！

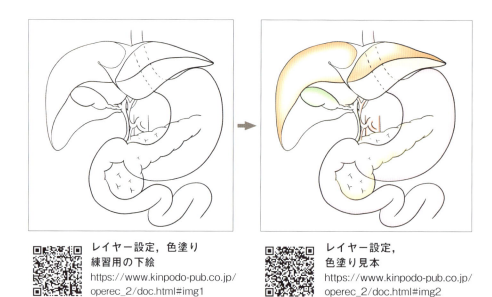

レイヤー設定，色塗り
練習用の下絵
https://www.kinpodo-pub.co.jp/
operec_2/doc.html#img1

レイヤー設定，
色塗り見本
https://www.kinpodo-pub.co.jp/
operec_2/doc.html#img2

STEP 1 | 下絵と色塗り

1

上腹部内臓の下絵を最下層のレイヤーに描いてみて下さい．
もしくは，"練習用の下絵"をダウンロードして，最下層のレイヤーに設定します．パーツ毎に色を塗り分けるためのレイヤーを用意します．メニュー右上の[レイヤー]をタップすると，各種レイヤー選択画面が出てきます．

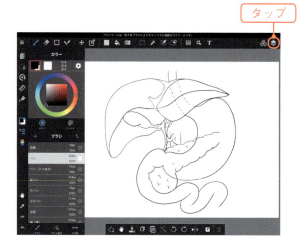

タップ

2

レイヤー選択画面の中から[カラーレイヤー]を選択します．

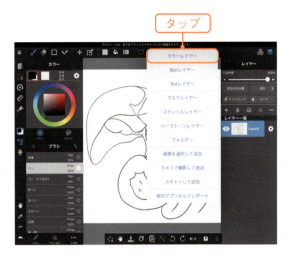

3

右側のレイヤー欄に新しいレイヤーが 追加されました．この上から下へのレイヤー配置が前後の階層となります．

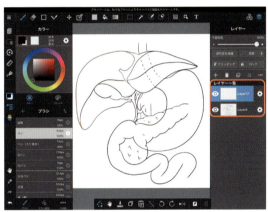

4

上段メニューの中から"選択ツール"を選択します．次に，左欄の選択ツールダイアログより， "選択（投げ縄）ツール"を選びます．

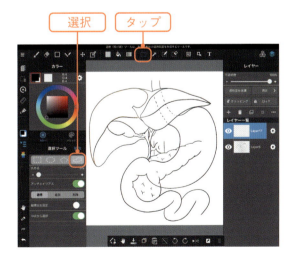

STEP 1 下絵と色塗り

67

5

ペンでなぞり，着色したい領域を設定します．Chapter 01 で用いた自動選択ツールで正確に領域設定できない時には，こちらのツールを用いてフリーハンドで選択することになります．

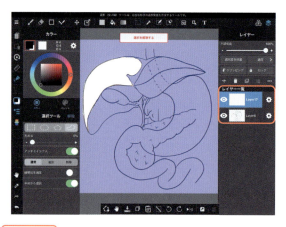

6

上段メニューの中から，"ブラシツール"を選択します．次に左欄パレットから，着色ツールを選びます．ここでは"エアブラシ"を選んでみます．

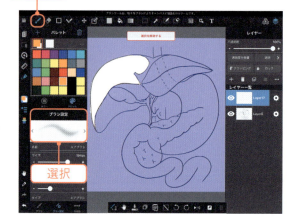

7

左欄のパレットより着色する色を選択し，ブラシ設定よりブラシサイズや濃淡を調整します．
パレットに展開する色は，カラー見本から自由に選択できます．

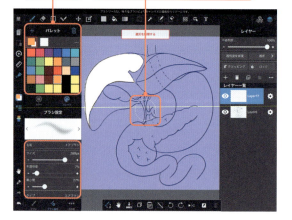

8

選択領域をエアブラシで着色していきます．辺縁を縁取るように，吹き付けを行うと立体的な雰囲気を出すことができます．

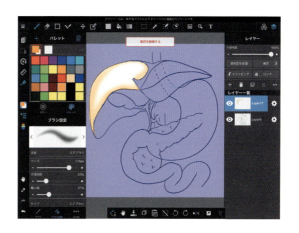

9

同じ要領で，肝臓を各区域に分けて，着色していきます．好みに合わせて，重ね塗りや濃淡調整することも効果的でしょう．

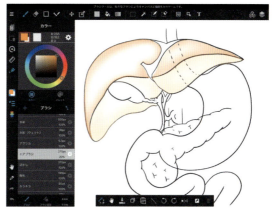

10

着色がはみ出した時には，上欄の"消しゴムツール"を選択して，はみ出した部分を消去して整えていきます．"消しゴムツール"も"ブラシツール"同様に，先端の大きさの調整や，キャンパスを適宜拡大することによって，ピクセルレベルの細かな修正が可能となります．

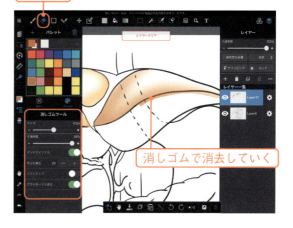

11

1～3と同じ要領で，各着色領域にレイヤー設定を行い，着色をしていきます．
こうすることによって前後関係や奥行きを表現し，修正・消去の場合に他の領域に影響を及ぼすことを回避できます．

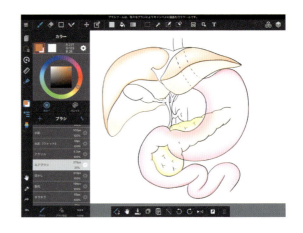

12

今度は，細かな範囲を着色していきます．4の行程と同様に，"選択（投げ縄）ツール"で選択していきますが，キャンバスを拡大してから選択すると，着色範囲をより正確に選択することができます．

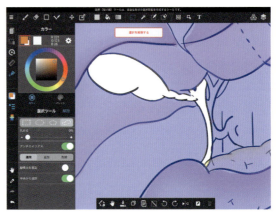

13

6～7と同様に，自分の好みに合わせて，着色していきます．ブラシ先端を細くして，重ね塗りすることで，"エッジ"を効かせた表現が可能となります．

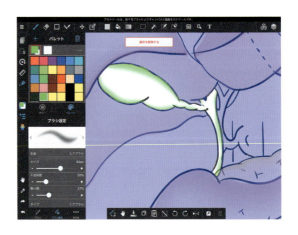

14

別のレイヤーに変えて，血管を着色していきます．

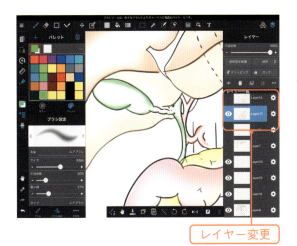

15

6〜7と同様に，自分の好みに合わせて，着色していきます．着色の際にブラシ先端を細くして，辺縁部分が濃くなるように重ね塗りすることで，"エッジ"を効かせた表現が可能となります．

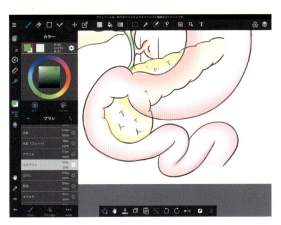

16

完成したイラストは，保存しておきましょう．

STEP 1 下絵と色塗り

17

端末内に，イラストが保存されました．

作成したイラストは，好みの画像形式でAir Dropやメール転送で作業用のパソコンや電子カルテに移動します．

筆者はPower point上で作業がしやすい点から，PNG（透過）というファイル形式を好んで使っています．

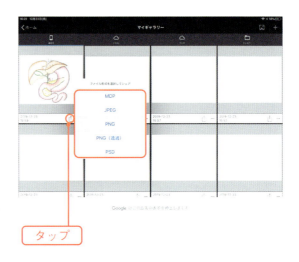

18

タブレットで作画したイラストをPower Pointのスライド上に貼り付けします．
好みの形式で自由に，解剖学的構造や手術手技を書き込んでいきオペレコとして完成させます．

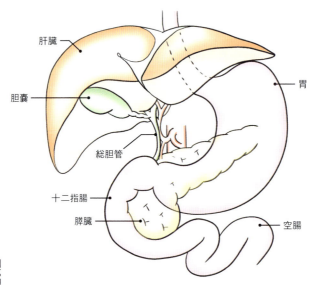

実際のイラスト作成過程
https://www.kinpodo-pub.co.jp/operec_2/movie01.html

19

これまでに述べた"図形ブラシ","レイヤー機能","エアブラシ"による着色を用いて描画したオペレコになります.

腹部大動脈の傍神経節腫瘍で,巨大な球体の腫瘍が広範囲に渡り腸管・腸間膜へ固着していました.背側最深部の下大静脈・大動脈との前後関係を含め,これらをわかりやすく表現するのに,これまでに紹介したイラストツールを駆使しています.腸管と腸間膜に癒着・浸潤する所見を,球体にまとわりつくようなイメージで作画しています.

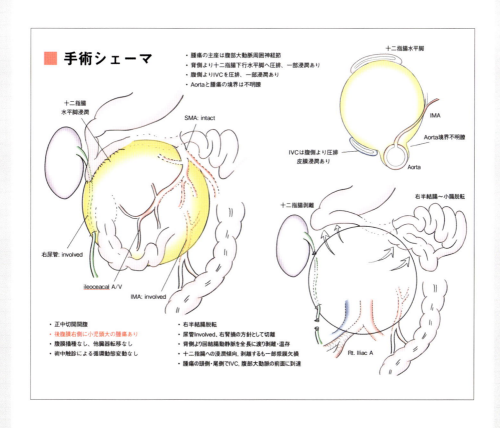

デジタルイラストレーション
応用編

次は，レイヤー機能を駆使した色塗りや，複写・変形機能について学んでいきます．
これらの機能を使って，下記のようなイラスト作成が簡単に短時間で作成可能となります．

Chapter 02 イラストを描いてみよう！

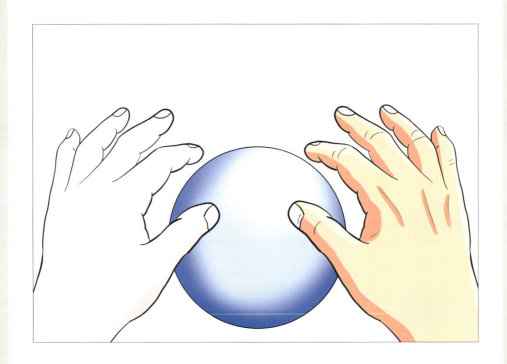

STEP 2 | 自動選択とレイヤー重ね塗りを使いこなす

1

ここでは，新たな機能を紹介しつつ，時間短縮を念頭に効率的に作業を進めていきましょう．
まず"左手"レイヤーに左手を作画してみました．

色塗り練習用の下絵
https://www.kinpodo-pub.co.jp/operec_2/doc.html#img3

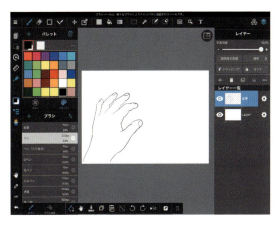

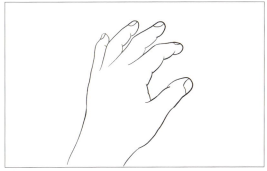

2

次に左手に色を塗っていきましょう．
Step1 4-5 では，"選択（投げ縄）ツール"を使って，線画をなぞって着色領域を選択していました．しかし，精確に領域をなぞるには，中々集中力が要ります．
何とか，一気にいきたいものです．そこで "自動選択ツール"を使ってみましょう．"手"の部分をタップしてみてください．選択できたでしょうか？

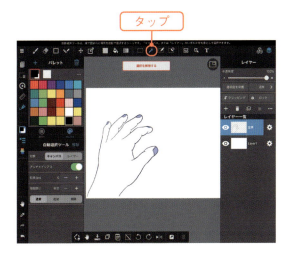

3

選択できなかったかと思います.
"自動選択ツール"は，線画で囲まれていないと領域として認識されません．
よく見ると，手首部分が開放しています．

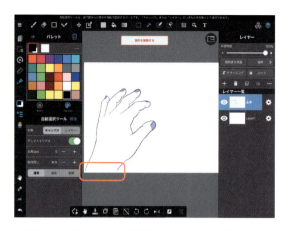

4

仮のレイヤーを1層追加して，開放部分に蓋をするように線画を追加しました．

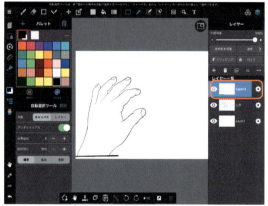

5

再度，✦ "自動選択ツール"を選択して，"手"の部分をタップすると，今度は上手く領域選択されました．

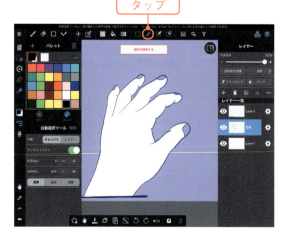

6

カラーレイヤーで、"色塗1"レイヤーを追加して、"バケツツール"で基本の肌の色をベタ塗りしました。

7

少し色調がきついので、不透明度を8％まで下げてみました。自然な肌色で、基本の色塗りができました。

8

カラーレイヤーで、"色塗2"レイヤーを追加して、再度"自動選択ツール"で着色領域を選択します。Chapter 01, Step 6で紹介したように、この時に"色塗1"レイヤーを非表示にしておかないと、上手く選択されません。"エアブラシツール"を選択して、ピンク色で着色しました。

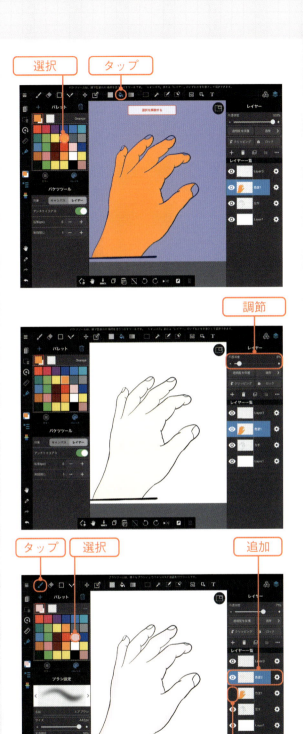

STEP 2 自動選択とレイヤー重ね塗りを使いこなす

9

"色塗1"レイヤーを表示させます．基本の肌色の上に暖色系を重ね塗りすることで，温度感を表現することが可能となります．

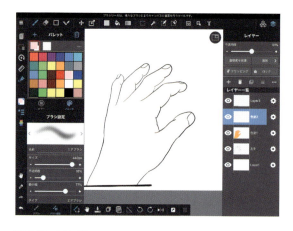

10

カラーレイヤーで，"光彩"レイヤーを追加して，これまでと同様の手法で領域選択し，"エアブラシツール"の白色で明るい部分を色付けします．

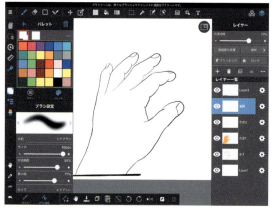

11

4の行程で追加した仮のレイヤーを消去して完成しました．ここまでの行程で，"自動選択ツール"の使いこなしと，レイヤー機能での重ね塗りを習得できたと思います．
では，今度は右手を書いていきましょう．一から右手を描いてもいいのですが，時間と手間がかかる作業です．

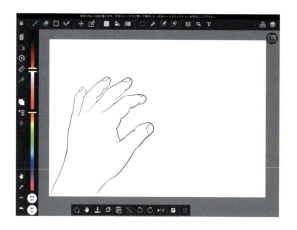

12

効率的に作業を進めるため、左手をそのまま複製してみましょう。
"素材"ウィンドウを開いて、"トーン"アイテムとして、"キャンバスから追加"を選択します。この時にキャンバスの背景を透明にしておくように気をつけてください。

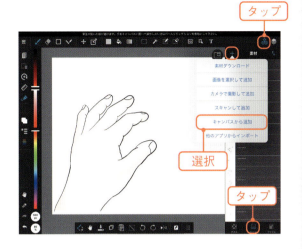

13

カラーレイヤーで、"右手"レイヤーを追加して、"素材"ウィンドウの"トーン"・アイテムより先ほど追加した、左手をアイテムとして追加します。角度・位置を適宜調整してください。

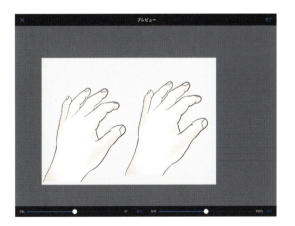

14

"レイヤー"メニューより、… をタップするとレイヤーのサブメニューが表示されます。"左右反転"を選ぶと、先程の"右手"レイヤーが左右反転されました。

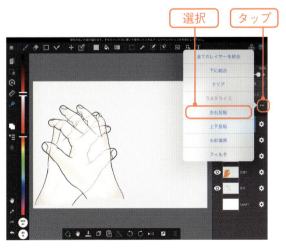

15

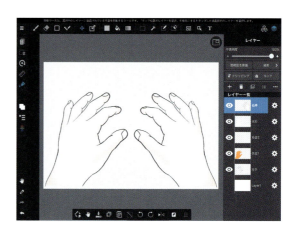

✥ "移動ツール"で"右手"レイヤーを移動させて好きな位置に配置します．

16

最下層の白キャンバスを背景として表示させて，左右対称の両手が完成しました．このように，キャンバス上の作画を下絵でも着色後でも，アイテムとして追加しておくことで，効率的なイラスト作成が可能となることがご理解頂けたでしょうか．

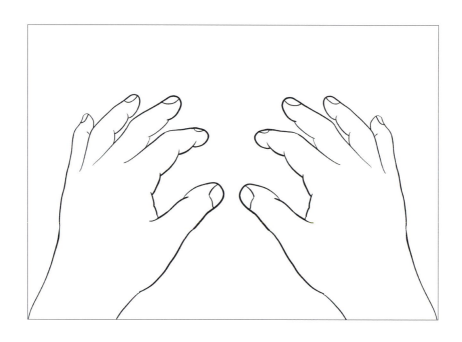

STEP 3　変形機能を使いこなす

イラストを何枚も作成するのは，時間を要する作業です．先程は，作成したイラストを"素材"として右手を複製してみました．今度は，変形ツールを使って，作成したイラストを有効利用する術を学んでいきましょう．

下のイラストを見比べてみて下さい．これは先程の左手の描き直しではなく，"変形ツール"を用いたものです．丸型の手から，しなやかな手で異なった角度に変形されています．

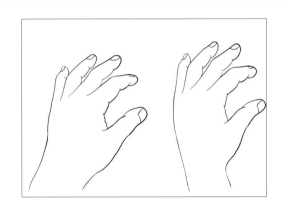

1

まず変形したい素材を用意します．STEP 2の行程であった，素材のトーンに左手の"線画"のみをアイテムとして追加して，キャンバスに貼り付けてみて下さい．
📱 "変形機能ツール"をタップします．

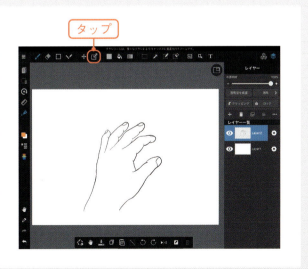

2

"変形機能"の基本画面が表示されました．
変形用ツールバーの右下で変形の処理を選ぶことができます．
変形の処理は次の3つで，下に行くほど変形後の画像が綺麗になります．
・ニアレストネイバー
　（ジャギー）
・バイリニア（なめらか）
・バイキュービック
　（シャープ）
ここでは，バイキュービックを選んでみます．

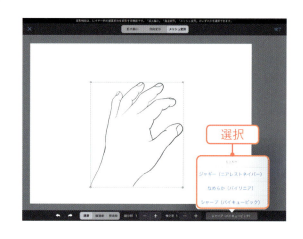

3

変形方法の種類として"メッシュ変形"を選択し，下のツールバーでは縦横分割を+4程度に設定してみます．
キャンバス上に，縦4マス×横4マス=16マスの分割したガイドが表示されました．

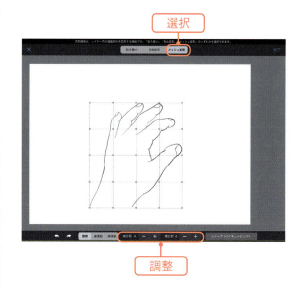

4

適当なマス目を動かしてみて下さい．
空間を歪めるように線画が変形されます．
"縦連動"を選択した状態で親指を引っ張ると列ごと引き伸ばされています．
"横連動"では，行ごと引き伸ばされます．

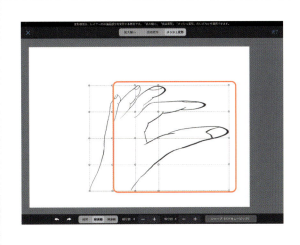

5

今度は通常変形で細かく手首と手の甲を微調整して，手首の角度を変えてみました．

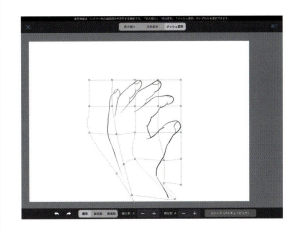

6

あくまで微調整の"変形"にしか対応できないので，大きな変形は線の幅が不自然になることもありますので，バランスを見て変形して下さい．

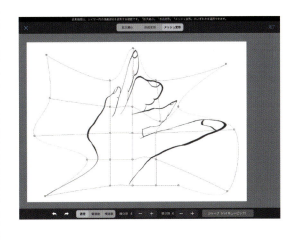

STEP 3 変形機能を使いこなす

7

先程の分割数を適宜増減しつつ，変形させていきます．変形にはバランスが大事です．バランスを取るには少し遠目で全体を俯瞰するように見るのがコツです．

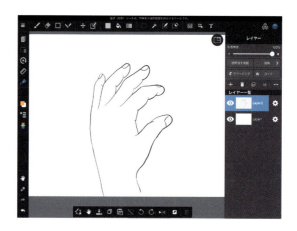

8

完成しました．
このような"変形機能"を全体，あるいは部分的に用いることで，1枚のイラストから複数のイラストを派生させていくことができます．多くの手術局面を描く必要があるオペレコにおいては，こうしたイラスト複製や派生させていくテクニックは，時間短縮に大変有用なので是非習得しておきたいテクニックです．

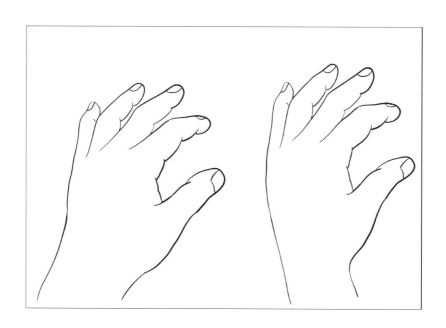

9

一点，注意が必要です．この"変形機能"は，あくまで1層のレイヤーを対象にします．したがって複数レイヤーで着色したイラストを変形させる時には一手間必要となります．
右図では，下絵のみが変形されていますね．

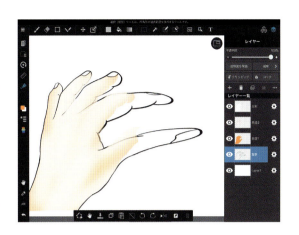

10

"レイヤー"の統合を行ってみましょう．
一番上の"色塗"レイヤーを選択しレイヤーメニューの をタップして，サブメニューを展開し，"下に統合"を選びます．
一番下の線画の下絵1枚になるまで上層のレイヤーを統合していきます．

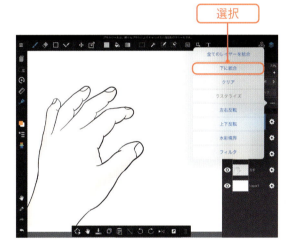

11

複数のレイヤー構成が1層のレイヤーに統合されました．

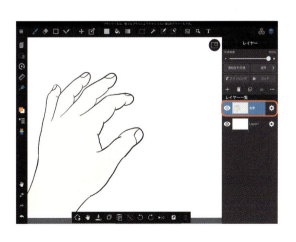

STEP 3 変形機能を使いこなす

85

12

再度"変形機能"を使って変形してみます。
今度は着色も含めて変形されています。
便利な"レイヤーの統合"ですが，一度統合してしまうと分離不能なので注意が必要です。

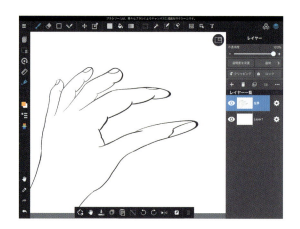

STEP 4　レイヤー合成とアニメ塗り

STEP 4では，レイヤー合成モード（レイヤーブレンド）を駆使したアニメ塗りを紹介します。
着色を進める際にレイヤーの重ね塗りをしていきますが，レイヤー合成（レイヤーブレンド）を駆使することで，様々な効果を表現することが可能となります。

レイヤー合成モード"通常"
各レイヤーの色が，そのまま表示され，お互いに影響は受けません。

レイヤー合成モード"乗算"
上層と下層のレイヤーの色を掛け合わせます。元の色よりも，暗い色になるのが特徴で，影付けに使います。

レイヤー合成モード"オーバーレイ"
下層のレイヤーを中心に，明るい色を重ねるとより明るく，暗い色を重ねるとより暗くなります。乗算よりもゆるやかな濃淡で，自然な感じに仕上がります。

レイヤー合成モード"スクリーン"
下層のレイヤー色を反転した状態で，上層の色を乗算します。元の色よりも明るい色になるのが特徴で，ハイライトを塗る時に使います。

陰影をつけたり，光彩を表現するのに有用な機能がクリッピングマスク機能です．クリッピングされたレイヤーは，一つ下層のレイヤーを参照し，"下のレイヤーと重なった部分だけ"が表示され，重なっていない部分は表示されないことになります．

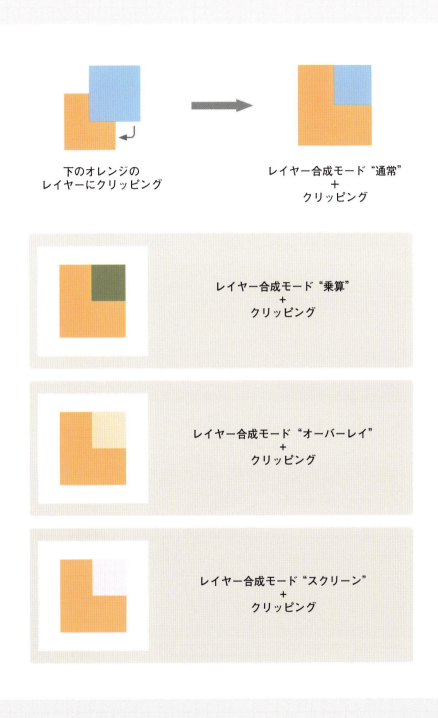

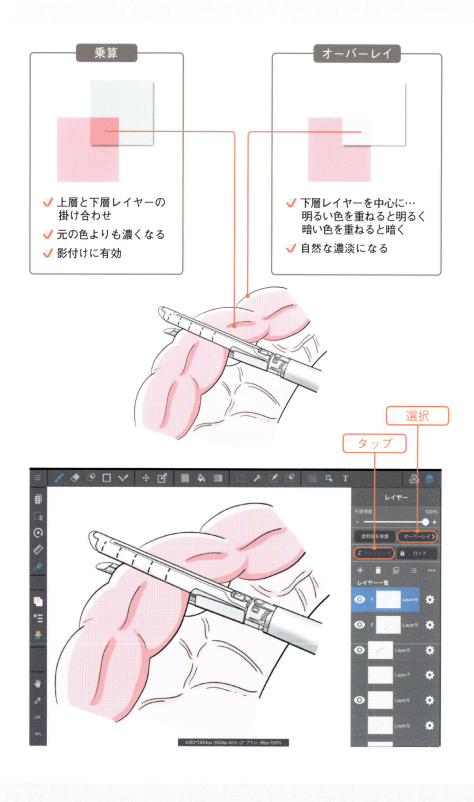

次は，イラストの立体感を出すために陰影をつけていきますが，ここで簡単に光源のルールについて紹介したいと思います．

光源の原理

太陽光，蛍光灯，そして手術室では無影灯と，基本的に光源は上に存在します．そこから発せられる光には，直接光（光源から直接届く光）と反射光（地面などから物体にむかって照り返される光）が存在します．光の強弱としては，直接光＞反射光です．また陰影にも場所による強弱・減衰があります．そのルールに則って，光彩と陰影をつけると下段のようになります．

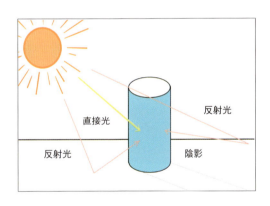

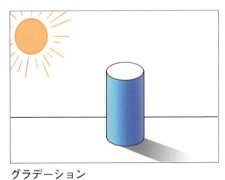
グラデーション

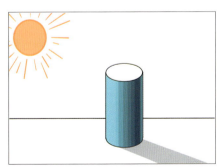
アニメ塗り（ベタ塗り）

Chapter 02 イラストを描いてみよう！

1

それでは，レイヤー合成を駆使して，光の原則に則ったアニメ塗りをしていきましょう．折角ですから，STEP 2の練習用の左手を使ってみます．
影をつけやすいよう，皮膚の凹凸を追記しています．

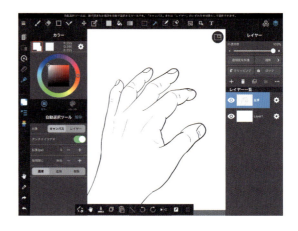

2

カラーレイヤーで"下塗り"レイヤーを追加しました．
"自動選択ツール"で領域選択します．

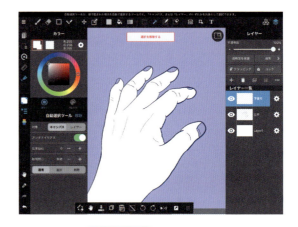

3

"バケツツール"で肌色のベタ塗りをしました．

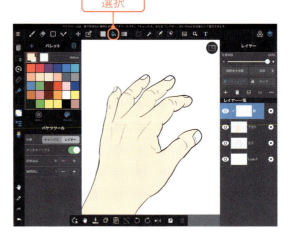

4

カラーレイヤーで"影"レイヤーを追加し，クリッピングをタップします．これで下層にある"下塗り"レイヤーを参照することになります．さらに"通常"という表記をタップすると，レイヤー合成（レイヤーブレンド）ウィンドウが開きます．

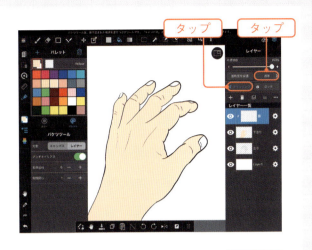

5

レイヤー合成として"乗算"を選択します．
次に影塗りとして "ブラシツール"を選択し，影の色は灰色を選択しました．
筆先は太めに，そして柔らかめの陰にするために透明度を下げました．

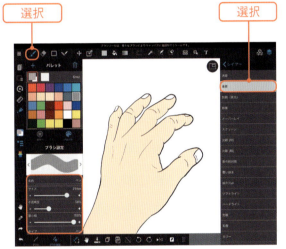

6

左上に光源があると想定して，立体構造を想像しながらどこに影ができるかを考えながら，影を着色していきます．
この時，少し大きめの範囲で描くのがポイントです．

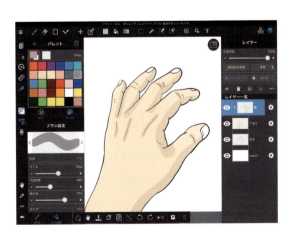

7

余分な影を ◆ "消しゴムツール"で消して影の雰囲気を整えます．バランスが大事なのでSTEP 2と同様に，少し遠目で全体を俯瞰するように見て確認します．

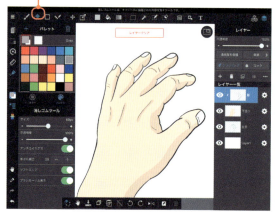

8

カラーレイヤーで"光彩"レイヤーを追加して，クリッピングをタップします．さらに"通常"という表記をタップして，レイヤー合成ウィンドウを開き，ここでは"オーバーレイ"を選択します．

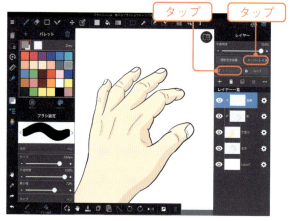

9

次に ✎ "ブラシツール"を選択し，光彩の色付けとして先程の影付けと同様の灰色を選択しました．
左上に光源があると想定して，立体構造を想像しながら光が当たる部分を描いていきます．

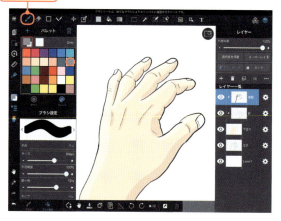

10

7の行程と同様に，余分な光彩部分を 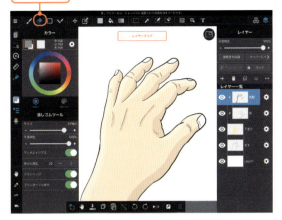 "消しゴムツール"で消去します．

11

左手の下に"最下層 影"レイヤーを作成します．
STEP 2-1の行程で用いた左手の線画アイテムを，キャンバスに貼り付けてみて下さい．

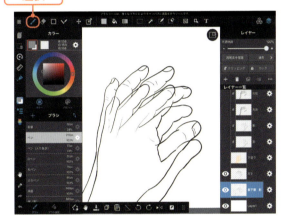

12

その他のレイヤーを非表示とし，余分な線画を消去した後に"自動選択ツール"で領域選択します．

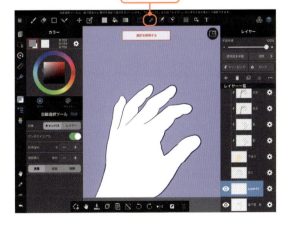

13

■ "グラデーションツール"を選択し，影の強弱をつけたい方向に向かって，画面をスライドタップします．左上から右下に向かうグラデーションが作成されました（今回は減衰する影を表現していますが，"ベタ塗り"の影でもOKです）．

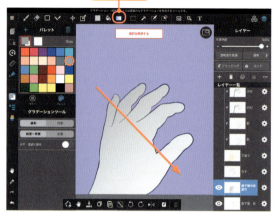

14

"最下層の影"レイヤーの線画を非表示にすると"グラデーション"の影が作成されました．

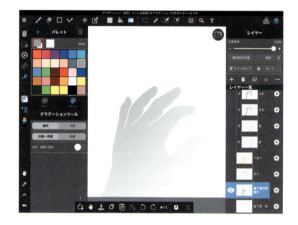

15

上層のレイヤーを再表示させて完成です．

光彩と陰影をつける際，色の選択が難しいのですが，下層の下塗り色をベースとした自然な配色となることがレイヤー合成（レイヤーブレンド）の最大の利点と言えます．また下段のように，ブレンドする色合いを変えることで，光彩と陰影を全く異なった雰囲気に仕上げることができます．

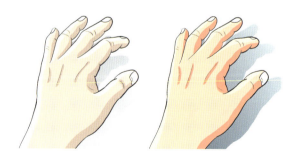

16

同じ下絵でも，着色方法を変えるとまた違った雰囲気を出すことができます．
上段は，エアブラシを用いた着色．下段はアニメ塗りを中心とした着色方法です．
アニメ塗りは，実際のオペレコでは，時間を要するためなかなか使いにくいですが，光彩と陰影を考える練習となりますので，ぜひ一度試してみて下さい．

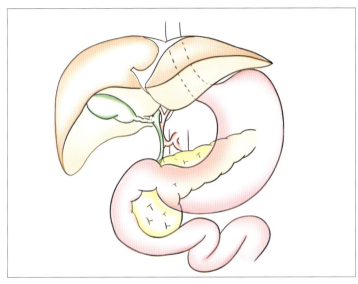

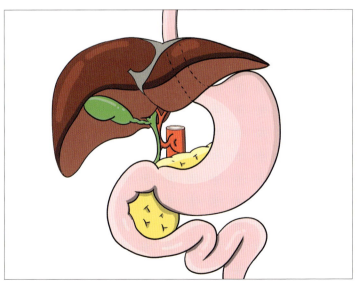

Chapter 03

イラストパーツを使って効率的にまとめよう！

手術器具を描くのは難しい，綺麗な手術器具を何度も使い回せたら…そう思うことはないでしょうか？第3章では，イラストパーツを用いた効率的なイラスト作成の方法を紹介します．

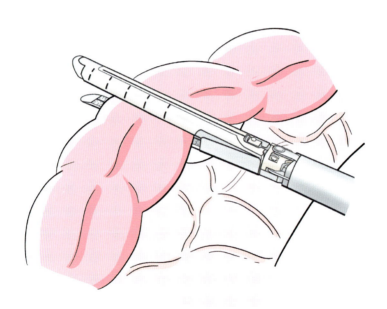

| STEP 1 | 特典のイラストパーツを使ってみよう …97 |
| STEP 2 | イラストパーツを使いこなす …101 |

STEP 1　特典のイラストパーツを使ってみよう

教科書や商業雑誌において，同じ手術器具のイラストが何度も登場しているのを目にすることがあると思います．手術イラスト作成で，「こんな手術器具のイラストを使えたら」と思われたことはないでしょうか？　日頃多用する手術器具を皆さんにもお使い頂けるように，イラスト素材を付録としてまとめてみました．一般外科から，消化器外科・呼吸器外科・心臓血管外科・形成外科まで，幅広い分野のオペレコで役立てて頂けるように手術器具を用意しています．それぞれのイラストパーツは，「色々な外科専門領域のオペレコ～血管外科分野～」を執筆頂いた松田浩明先生と「実際のオペレコをみてみよう～ Case8, 9 ～」のオペレコを描いてくれた熊野健二郎先生が作画したものになります．これらをダウンロードして，メディバンペイントのイラストツールに登録しておくと，色々な場面で簡単にイラスト描画が可能になります．

それぞれのパーツは，イラスト描画で使いやすいように PNG（透過性）ファイルとして作成しています．色付きとモノクロを用意しているので，エアブラシやアニメ塗りなど色塗り方法や，画風との調和に応じて，使い分けてみてください．データのダウンロードは下記 QR コード，もしくは URL を入力し，特設サイトよりダウンロードしてください．

https://www.kinpodo-pub.co.jp/operec_2/parts.zip

一般外科・消化器外科で用いる手術器具

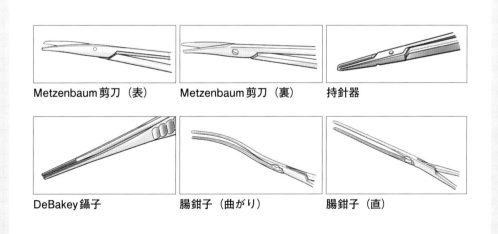

Metzenbaum剪刀（表）　Metzenbaum剪刀（裏）　持針器

DeBakey鑷子　腸鉗子（曲がり）　腸鉗子（直）

心臓血管外科，呼吸器外科，肝胆膵外科で用いる手術器具

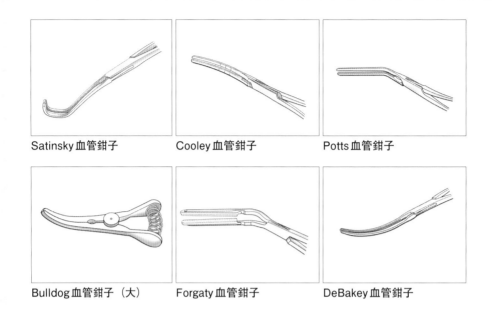

Satinsky血管鉗子　　Cooley血管鉗子　　Potts血管鉗子

Bulldog血管鉗子（大）　　Forgaty血管鉗子　　DeBakey血管鉗子

鏡視下手術，血管外科で用いる手術器具

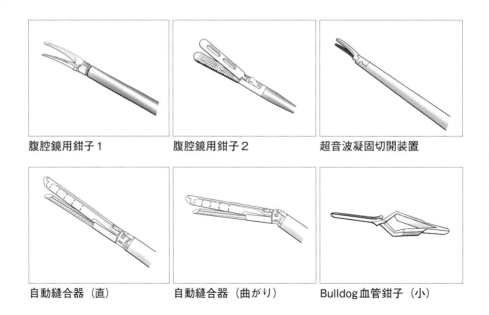

腹腔鏡用鉗子1　　腹腔鏡用鉗子2　　超音波凝固切開装置

自動縫合器（直）　　自動縫合器（曲がり）　　Bulldog血管鉗子（小）

ロボット支援下手術で用いる手術器具

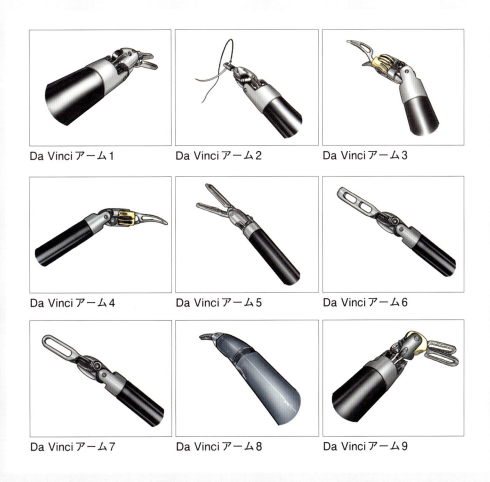

Da Vinci アーム 1　　Da Vinci アーム 2　　Da Vinci アーム 3

Da Vinci アーム 4　　Da Vinci アーム 5　　Da Vinci アーム 6

Da Vinci アーム 7　　Da Vinci アーム 8　　Da Vinci アーム 9

こちらのイラストパーツを実際に用いた手術イラストになります．
イラストパーツを貼り付けした後に，周囲臓器との前後関係を考えて部分消去するのみで，効果的に見せることが可能になります．
アプリの操作に習熟してくると，シンプルなイラストであれば，一枚あたり5分程度で描きあげることも可能です．

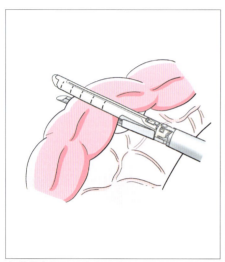

自動縫合器での大腸切除

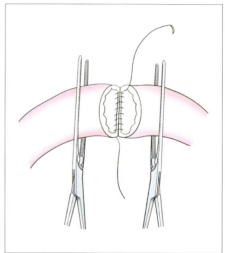

消化管吻合

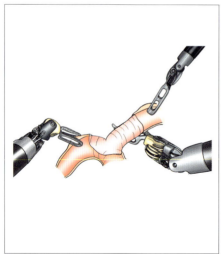

ロボット手術における血管剝離

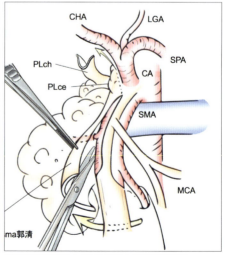

膵臓癌手術におけるSMA神経叢郭清

STEP 2 | イラストパーツを使いこなす

STEP 2ではイラストパーツの使用法を紹介します．
今回は，門脈合併切除と血管吻合を想定したイラストになっています．

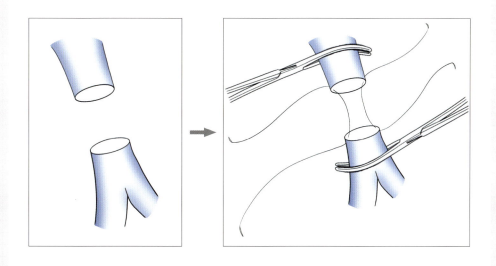

1

Chapter 02で習得した作画ツールを用いて，カラーレイヤーに血管を作画してみます．名称を"血管"レイヤーとします．

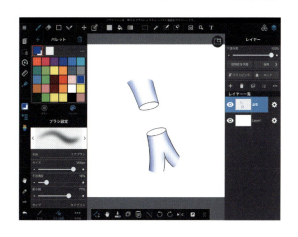

2

カラーレイヤーとして"血管鉗子"レイヤーを作成します．

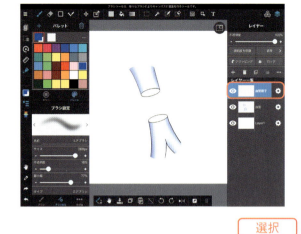

3

"素材"を選択し，下段の"トーン"を選択します．このトーンには，自分が頻用するイラストパーツやトーン柄を載せておきます．
皆さんもこうした手術器具のイラストパーツが使えるように，STEP 1に様々なイラストパーツを付録としてまとめています．適宜ダウンロードして使用してみて下さい．

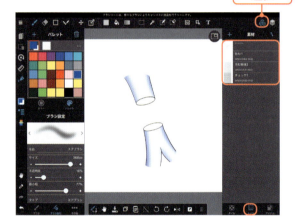

4

ここでイラストパーツとして，"血管鉗子"を選択すると"プレビュー表示"となります．
血管鉗子が表示されました．

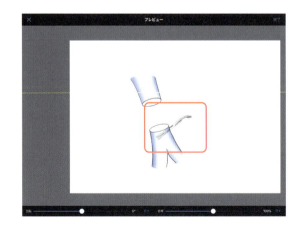

5

プレビュー表示上で，"素材"としての血管鉗子を"回転"させたり，"倍率"を変更して調整の上，血管鉗子で遮断したい場所に配置します．

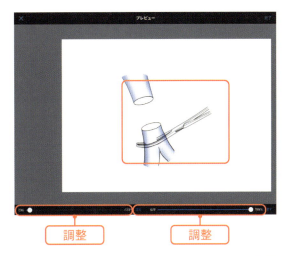

6

下側の血管に血管鉗子が配置されました．

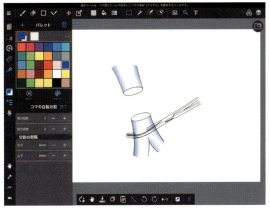

7

同様の操作で，上側の血管にも血管鉗子が配置されました．

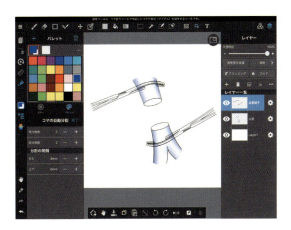

STEP 2 イラストパーツを使いこなす

103

8

鉗子と血管の重なりがあるのでこれを整理していきます．Chapter 02で習得したテクニックを用いて，"消しゴムツール"で前後関係を考えて，鉗子の余分な線画成分を消去していきましょう．

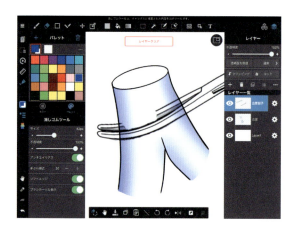

9

綺麗に消去されました．

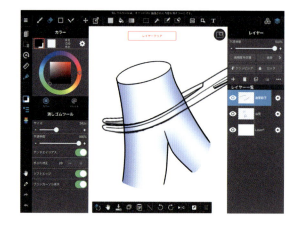

10

次は，血管の余分な線画部分を消去していきます．今度は"投げ縄ツール"を使って，フリーハンドで消去したい領域を囲みます．

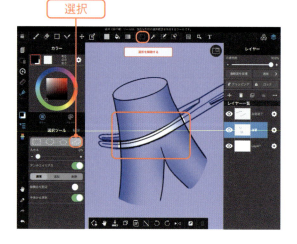

11

この領域を，"消しゴムツール"を大きめのサイズに変更し消します．着色領域を消去する場合は先程の線画のみの場合と異なり，消し残しを防ぐために大きく領域消去するのが適しています．

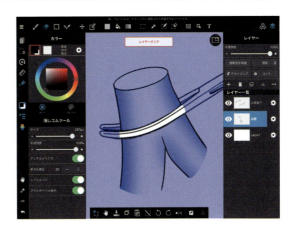

12

血管と血管鉗子の余分な成分が消去されて，前後関係が表現されています．

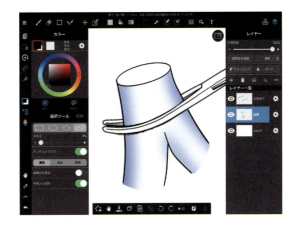

13

同様の操作を上流の血管と血管鉗子にも行いました．次にカラーレイヤーで，"針糸"レイヤーを追加します．

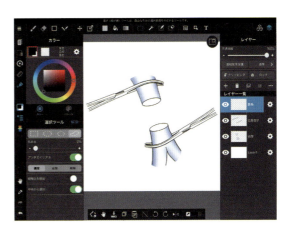

14

手術の手順通りに針糸を描き込んで，完成です．
頻出するイラスト（特に手術器具）については，個別にイラストパーツとしてストックしておくことでイラスト作成時間を大幅に短縮できます．
下段は，同様の手法で作成した先程の後腹膜腫瘍手術における大動脈合併切除のイラストです．全く同じコンセプトで，効率的にイラストを作成することが可能となります．

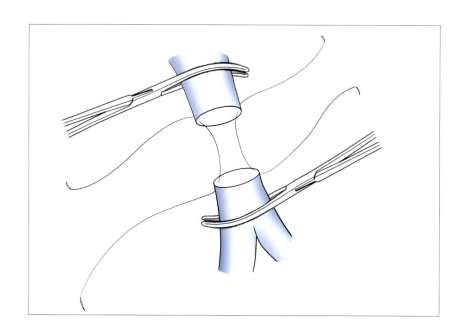

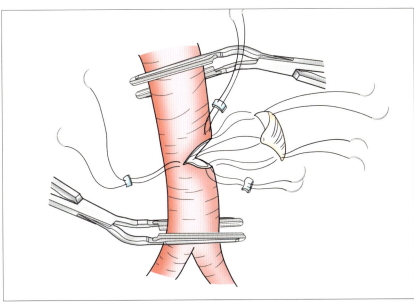

後腹膜腫瘍における
大動脈合併切除・人工血管パッチグラフト再建

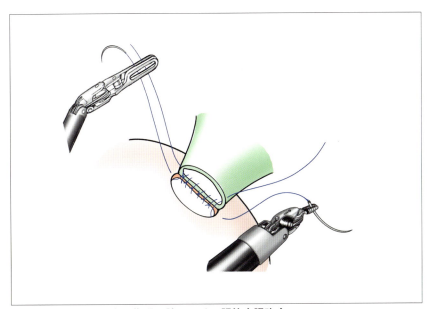

ロボット支援下膵頭十二指腸切除における胆管空腸吻合

 実際のイラスト作成過程
https://www.kinpodo-pub.co.jp/
operec_2/movie02.html

STEP 2 イラストパーツを使いこなす

COLUMN

コラム2　イラストを用いた"伝わる"プレゼンテーション

プレゼンテーションにおいて最も大切なことは何でしょうか。それは、自分自身が伝えたいことが聞き手に"伝わる"ことです。"伝わる"プレゼンテーションのために筆者が必要と考えていることは、以下の4つです。

- ●ニーズ｜聞き手・聴衆がどんな人で、何を聞きたいのか、何のためのプレゼンなのか、相手のニーズを踏まえて、目的と意義を明確にする。
- ●ストーリー｜簡潔で論理的な構成でストーリーを大切にする。
- ●話し方｜聞き手に響く話し方、雰囲気や視線の配置、「抑揚」や「緩急」「間」を意識する。
- ●スライド｜Power point や Key Note といったスライドソフトを効果的に用いる。

プレゼンテーションは、まさにプレゼント、貴重な時間を与えてくれた相手（聞き手、聴衆）への敬意と感謝をもって、相手にとって少しでも有意義なひと時となるようなプレゼンテーションを心がけたいものです。そんなプレゼンテーションで、力を発揮するのがスライドです。色々な個性やスタイルがありますが、筆者が心がけているスライドのコツを紹介したいと思います。

1.　スライドデザイン

あくまで好みの問題ですが、ベースとなるスライドは白地バックとします。黒字・暗色調も落ち着いた雰囲気でいいのですが、バックを白地にすることで会場が明るくなり、論文資料を貼り付けても自然な仕上がりとなります。そしてスライドサイズは、16:9としています。最近のスクリーンは、ワイド画面対応のことが多く、描写範囲が広いことから聴衆へのインパクトも大きくなります。

2.　フォントや色使い

誰でもお気に入りのフォント（字体）があると思います。自分の好みのフォントを用いて良いのですが、聴衆にも好みがあります。より多くの人に自然に受け入れられ、スライド内容に集中してもらえるのは、レギュラーフォントです。視認性（認識しやすい）、可読性（読みやすい）、太字にしても自然、互換性といった点から、日本語はゴシック体を基本とし、メイリオやMSゴシック、ヒラギノ角ゴシック、英字は Arial, Times New

Roman, Helveticaなどを好んでいます。そしてスライド一枚あたりの文字数をなるべく減らし、大きなサイズにしてみましょう。色使いに関して、基本の文字色は黒色ですが、白地に純黒は少しきつめに写ります。そこで、ほんの少しグレートーンを混ぜた黒色を用いることで柔らかな印象になります。またハイライトやカラー文字も2～3色までに抑えたいものです。

3. 文字情報の表現

読みやすいことが大原則です。そのためには、簡素に簡潔に、スライド内の文字数を減らすことが肝要です。また文字列を"読ませる"のではなく、視覚で"認識"できることが望ましいです。それでは、視覚情報として一瞬で認識できる文字数は何文字でしょうか？一般的には、人が一瞬で識別出来る文字数は13～15文字くらいのようです。一番分かりやすいのがネットニュースの見出しで、多くても15文字までを目安に設定されています。また単語や文章が途中で改行してしまっていると、読みにくくなり、違和感を感じます。キリの良いところで改行をすることによって、視覚で認識しやすくなります。あとは体言止めも有効で、文章にメリハリが出てきます。一瞬で、そして簡潔に認識しやすい文字列を構成することが、原則です。

次に行間ですが、通常の1.0行配列では、少し窮屈な感じがすることがあります。そんな時には、行間を少し広げてみて下さい。Power pointの設定で1.5行を使う人が多いですが、1.5行では少し広すぎて見えませんか。こちらも好みの問題ですが、行間1.3行でいくと、しっくりと落ち着いた印象になると思います（1.2～1.4で調整）。

4. イラストを効果的に用いる

イラストやピクトグラムを用いることで、多くの情報を効果的に表現することが可能となります。術中所見や手術手技など、簡略な手術シェーマやイラストを用いることで、文字数を減らし、視覚情報として伝わりやすいスライドになります。こうしたイラストを織り交ぜることは、プレゼンの中の流れにおいて、変化や抑揚をもたらすことも期待できます。

このようなちょっとした工夫を踏まえた筆者の発表スライドを紹介します。日本語でも英語のプレゼンでも、本質は同じです。如何にして相手に伝えるか、オペレコと同じでスライド1枚1枚に意味を持たせ、一貫したストリー展開と語りで、聞き手・聴衆に"伝わる"プレゼンテーションを心がけたいものです。

肝切除率を上げるための工夫

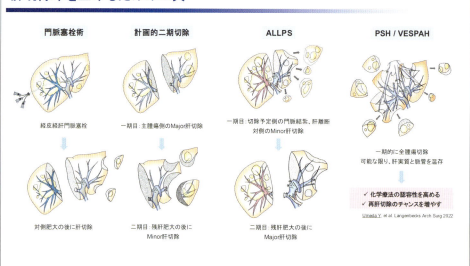

Liver Re-Transplantation

Hilar dissection in Re-Tx.
✓ *Intrahepatic Glissonean approach*

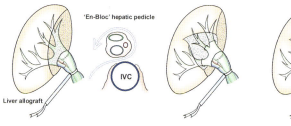

1. Rummel-Tourniquet
2. Liver Graft Transection
3. Intra-hepatic Glissonean approach
4. PV/HA isolated from hepatic pedicle

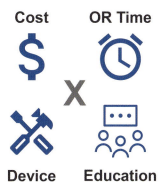
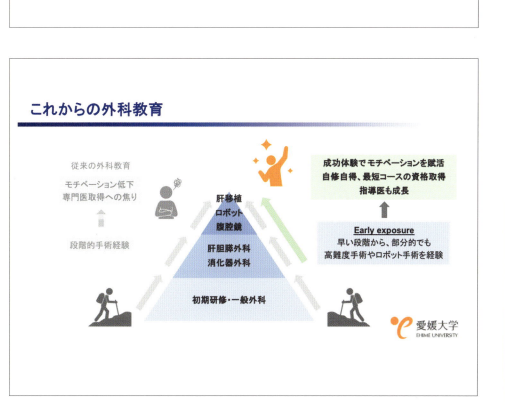

Chapter 04

実際のオペレコを
みてみよう

第4章では，これまでに紹介したデジタルイラストのテクニックを用いて作成した実際のオペレコを紹介していきます．

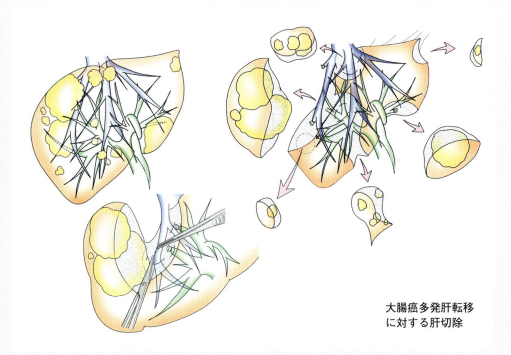

大腸癌多発肝転移
に対する肝切除

Case 1	大腸癌肝転移に対する肝切除	…113
Case 2	膵体部癌に対する膵体尾部切除	…120
Case 3	後腹膜腫瘍に対する拡大手術	…124
Case 4	肝静脈再建を伴う肝切除	…130
Case 5	肝門部領域胆管癌に対する肝切除	…133
Case 6	膵頭部癌に対する膵頭十二指腸切除術	…135
Case 7	肝細胞癌に対する肝切除	…141
Case 8	生体肝移植（小児）	…144
Case 9	脳死肝移植（成人）	…148

Case 1 大腸癌肝転移に対する肝切除

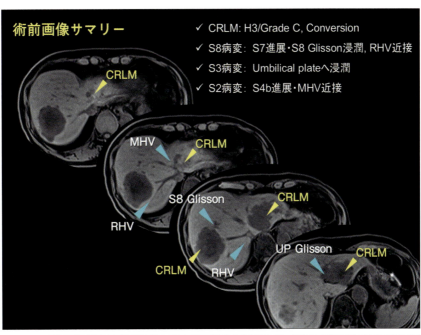

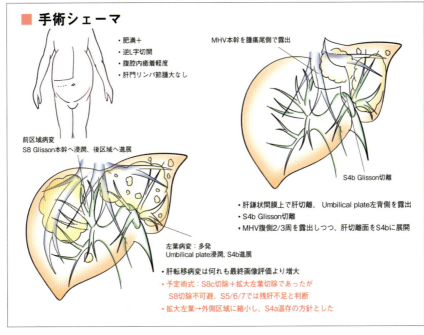

日常診療における実際の手術記録のイラストを紹介します.

大腸癌の多発肝転移に対するConversion手術症例です（切除不能癌であっても化学療法奏功後に，切除可能となること）.

筆者らの施設では，オペレコの仕上げ・記録としてPower point（PPT）を用いています．手描きやタブレットで作成した手術イラストをPPTに貼り付け，術前画像や術中写真を交えつつ，適宜コメントを追加していく手法を取っています．完成したPPTは，毎週の術後カンファレンスにて執刀医がプレゼン形式で発表し，全員で手術の内容を共有しています．また作成したオペレコは，カラー印刷して紹介元への手術報告としています.

実際のオペレコについて説明していきましょう.

冒頭に，病歴や手術の術式決定に至った経緯や手術手技の問題点について，画像サマリーとして一枚のスライドにまとめます.

この症例では，肝臓の両葉に存在する多発病変が主要脈管系に進展・浸潤しており，切除アプローチと癌の根治性を維持しつつも安全な残肝容積を如何にして確保するかが問題でした．分かりやすく説明するためのポイントとして，必要最低限の画像と文字情報で，その症例の概略を示すことを心がけています.

患者さんの身体的特徴や過去の手術既往，皮膚切開を行なった場所を示します．お腹を開けたときの所見（癒着の有無，病変の状況，腹膜播種やリンパ節転移の有無など）を簡略な文字情報とイラストで示していきます．CTなどの画像と異なり，イラストでは，手術の鍵となる解剖構造や病変の特性などを集約して表現することができます.

手術の場面に応じたイラストにコメントを挿入していくことで，実際に行われた手技が伝わりやすくなります．この時挿入するコメントについては，前もって作成していた文書の手術記録から，該当箇所を適宜コピペする形で挿入していくと時間の短縮につながります．また手術の要点・キモの部分は赤字で目立つようにしています.

この時，どうしても多くのコメントを書き込みたくなるものですが，**詳細な記載は文書と手術記録に残し，イラストでは一目でわかるような簡略な記載にとどめておく方が見る者にとっても見やすく，分かりやすいです．**筆者のポリシーとしては，"気楽に漫画を読む位のスピード"で目を通せるオペレコを心がけています．コメントも字面を追わせるのではなく一目で読める文字量が最適です.

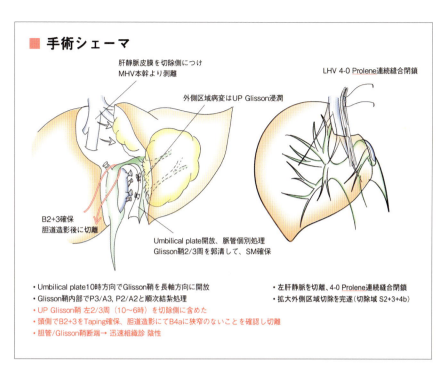

■ 手術シェーマ

- Umbilical plate10時方向でGlisson鞘を長軸方向に開放
- Glisson鞘内部でP3/A3, P2/A2と順次結紮処理
- UP Glisson鞘 左2/3周（10～6時）を切除側に含めた
- 頭側でB2+3をTaping確保、胆道造影にてB4aに狭窄のないことを確認し切離
- 胆管/Glisson鞘断端→ 迅速組織診 陰性
- 左肝静脈を切離、4-0 Prolene連続縫合閉鎖
- 拡大外側区域切除を完遂（切除域 S2+3+4b）

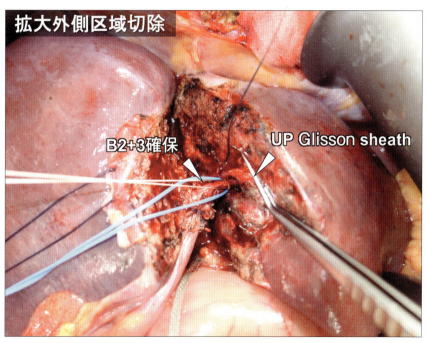

Case 1 大腸癌肝転移に対する肝切除

どんな手術でも，手術の途中に節目となる重要な局面があるかと思います．そうした局面の術中写真を残しておきます．手術記録に節目となる写真を入れ込むことで大切な情報を残すことができますし，イラストと文字だけの手術記録に臨場感とメリハリが出てきます．

この患者さんでは，大量肝切除を回避するために肝臓内の肝静脈やGlisson鞘という脈管構造に浸潤する腫瘍と如何にして勝負するかということが，手術のキモでした．

専門的になりますが，どういった解剖学的構造の中で剥離を行なったか，どの膜で剥離を行い，Surgical margin（癌の断端陰性）を確保するためにどのような工夫をしたかを記載しています．

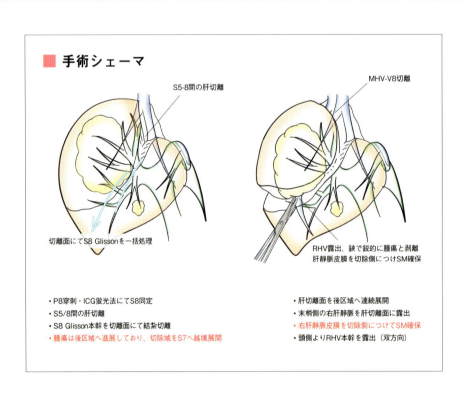

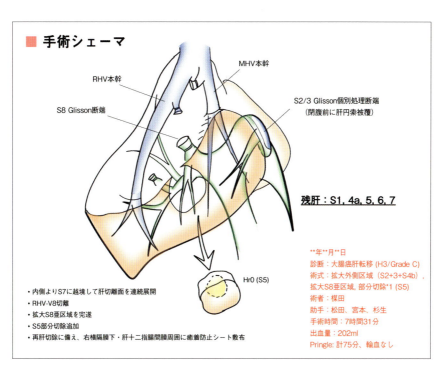

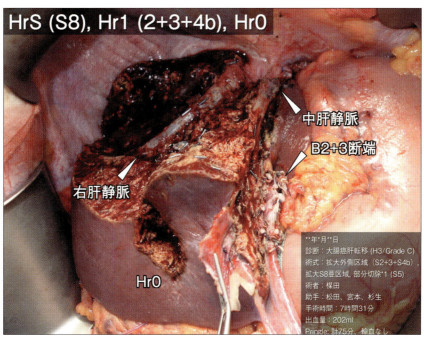

手術終了時には，出来上がりの全体像をイラストと写真で残しておきます．そして下段には術後診断，施行術式，術者・助手，手術時間や出血量といった手術情報を記載しています．最後に，切除標本の写真を掲載します．

手術をイメージとして再現できるように，なるべく多くの局面がイラストとして残してあるオペレコが望ましいです．どんな手術でも解剖構造や腫瘍の特性から術中の手技やイベントまで，全く同じ手術というものは存在しないはずです．手術一例一例，患者さん一人一人の特徴を克明に記録しておくことが大切です．

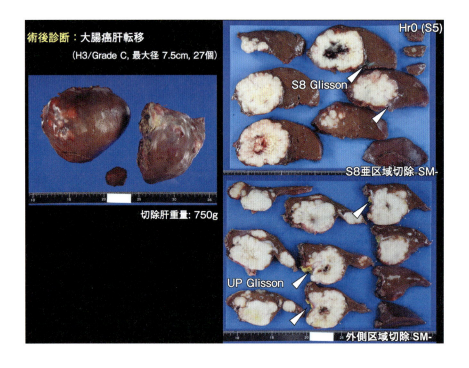

"なるべく多くの局面をイラストにして残してあるオペレコが望ましい"と書きましたが，それだけのイラストを作成するとなると，それなりに時間と労力はかかります．
このオペレコで描かれたイラストをもう一度見直してみて下さい．それぞれが似通っていることに気付かれたでしょうか？
それぞれのイラストを全て重ねたものが，次頁のイラストになります．
そうです，Chapter 02 で説明したように一枚の絵を少しずつ改変し，新たなイラストと

して別名保存していくことで一枚の絵から複数の絵を派生させ，量産していくことが可能となります．具体的には，これまで紹介してきたように，各臓器パーツをレイヤーで分けておき，レイヤーを入れ替えたり変形させたり，レイヤーごとの加筆・修正を行っています．

こうしたテクニックによって，大変な労力と時間を要するような複数のイラスト作成も，大幅に時間を短縮し労力を軽減することができます．

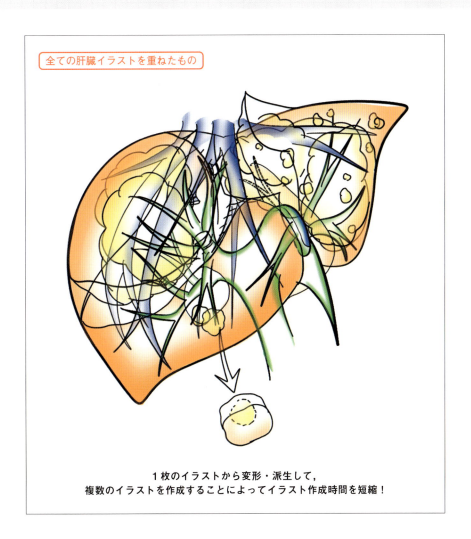

全ての肝臓イラストを重ねたもの

1枚のイラストから変形・派生して，
複数のイラストを作成することによってイラスト作成時間を短縮！

Case 1 大腸癌肝転移に対する肝切除

Case 2 | 膵体部癌に対する膵体尾部切除

次の症例は膵臓癌です.

1枚目には，1例目の症例と同様に手術のポイントとなる画像情報をまとめています．術式決定の根拠となったKey画像所見を抜粋しています.

この患者さんの手術では膵臓癌が腹腔動脈の根部にまで進展しており，腹腔動脈合併切除，後腹膜/リンパ節の拡大郭清を行いました．郭清の境界・ランドマークとすべき解剖学的構造が伝わることを意識してイラストを作成しています.

このオペレコの特徴は，<u>術式のエッセンスを伝えるために簡単な模式図を作成して，手術イラストと織り交ぜている</u>ことです．これまでに紹介した"定規ツール"を使って円形の血管や周りの組織を作画しています．"伝わる"オペレコとするためにこのような模式図を盛り込むことも効果的ですし，手術イラストと幾何学的な模式図との折衷もユニークで個性が出てきます.

オペレコには，<u>必要な情報は余すことなく記載するという最低限のルールはありますが表現についてルールはありません</u>．こうしたオリジナルの工夫をこらすことも，オペレコ作成の醍醐味と言えるのではないでしょうか.

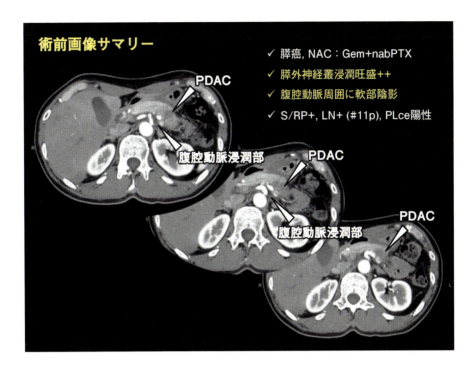

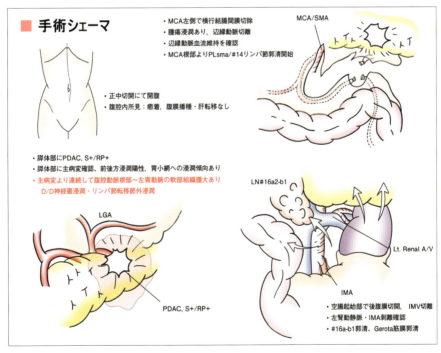

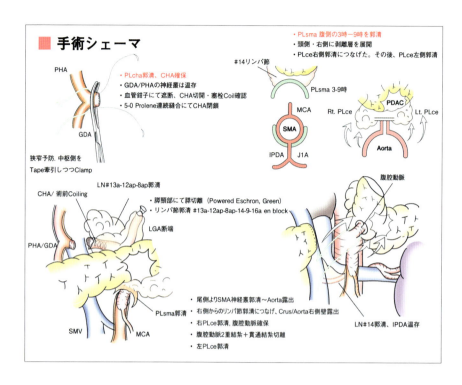

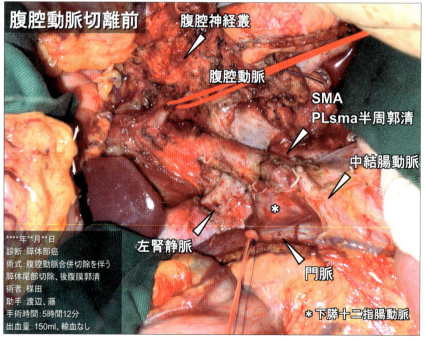

■ 手術シェーマ

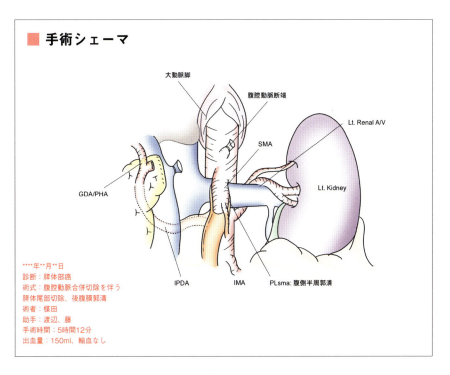

****年**月**日
診断：膵体部癌
術式：腹腔動脈合併切除を伴う
膵体尾部切除、後腹膜郭清
術者：楳田
助手：渡辺、藤
手術時間：5時間12分
出血量：150ml、輸血なし

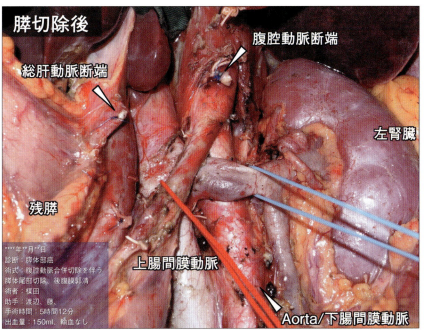

Case 2 膵体部癌に対する膵体尾部切除

Case 3 | 後腹膜腫瘍に対する拡大手術

次の症例は，後腹膜腫瘍です．
1枚目は，手術のポイントとなる画像情報をサマライズしています．
この患者さんの手術では，浸潤傾向が旺盛な後腹膜腫瘍に対してSurgical margin（癌の断端陰性）を如何にして確保するか，そして下大静脈などの大血管への浸潤，目に見えない裏側の臓器や大腰筋・腰椎へ如何にしてアプローチしていくかが手術のポイントでした．

患者さんの皮膚切開の絵で始まっています．どこかでみたようなイラストですね．そうです，こちらは1例目の体型イラストを流用したものです．タブレットにイラストツールとしてストックしておくことで，縮尺を自由に変更して流用することができます．これも効率的にイラストを作成し，時間短縮するコツです．今回は複数の領域に渡って臓器が描かれています．その前後関係を表現するために，レイヤーが威力を発揮しています．

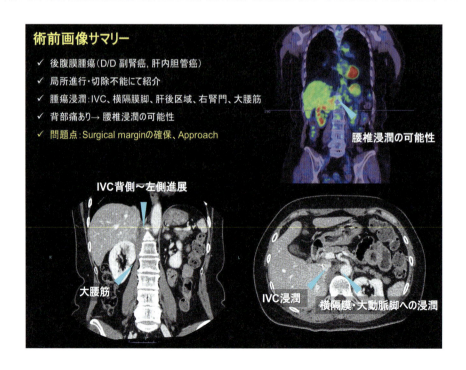

また手術の流れに沿って場面毎のイラストを描いていますが，何れのイラストもその前の場面のイラストに似ていますね．これらも元の一枚の画像から，どんどん派生させていったものです．手術の場面，行った手技を細かく思い出し，アウトプットとして描くイラストを頭の中でイメージしながら改変していっています．

こうした一連の作業は手術を振り返り，反省し，復習するのに大変有意義なプロセスと言えるでしょう．

Case 3 後腹膜腫瘍に対する拡大手術

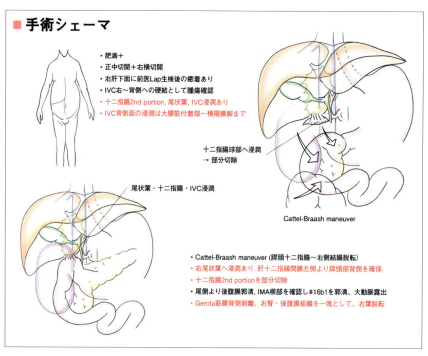
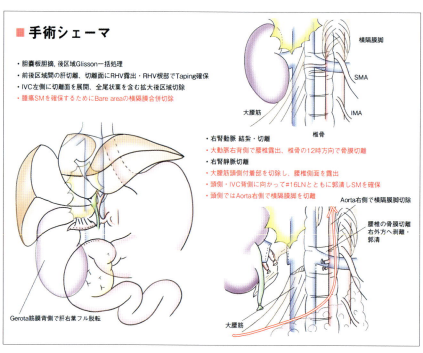

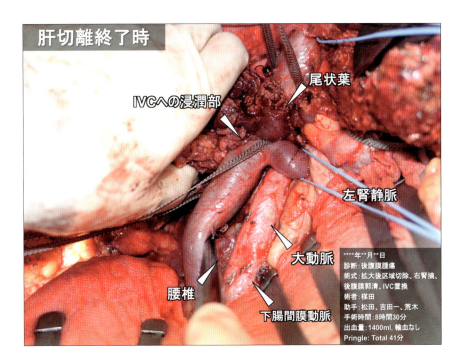

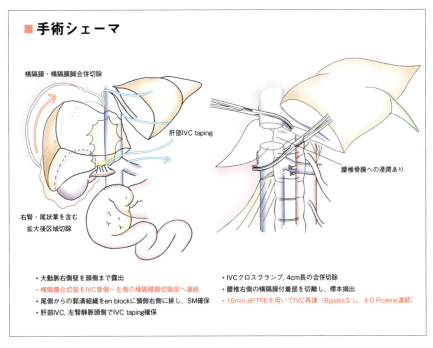

Case 3 後腹膜腫瘍に対する拡大手術

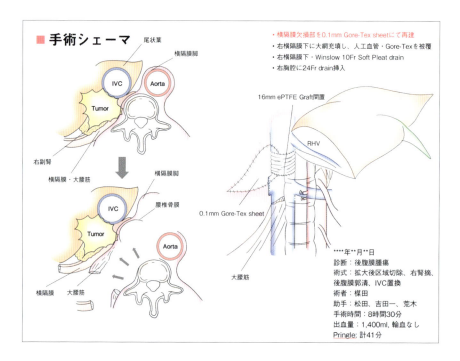

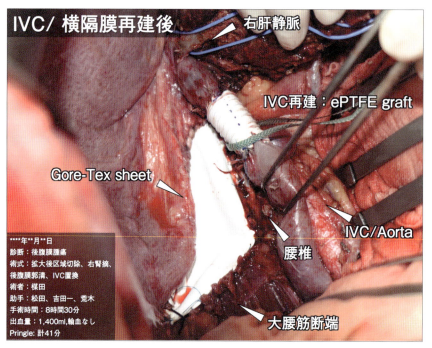

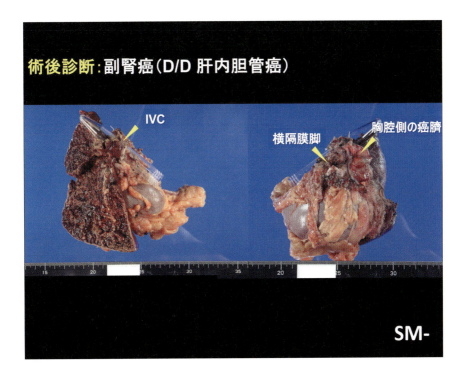

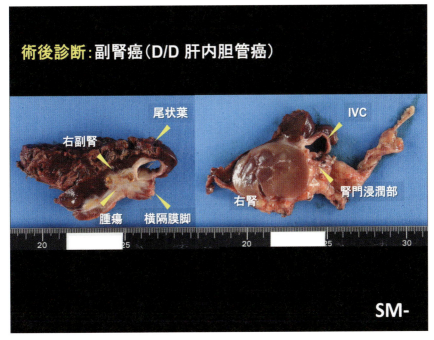

Case 4 肝静脈再建を伴う肝切除

次の症例は，大腸癌の多発肝転移に対して，肝部分切除を行なった症例です．

作成の手順として，1枚目の左側には肝転移病巣と肝内脈管との位置関係を描いた全体像を作成しています．この時，Glisson鞘・肝静脈・腫瘍・肝臓と異なる解剖成分については，別個のレイヤーで作成しておきます．

1枚目右側の肝切除開始図では，左側のイラストを改変させています．注目すべきポイント以外は消去し，元々のイラストを適宜変形させていくことで，肝切除の手技を表現しています．イラストを改変した場合には，"上書き保存"すると元のイラストが失われるので，必ず"別名保存（新規保存）"しておいて下さい．

2枚目も，同様にして前場面のイラストから，改変させています．今回は，血管合併切除・再建を表現するために，肝静脈のレイヤーに手を入れました．パッチグラフトを表現するために，採取した静脈血管を展開させています．そして，イラストパーツとしての"血管鉗子"を貼り付け，血管吻合を再現してみました．また本書で触れることはできませんでしたが，肝臓の切離面の微細な凹凸を表現するために，砂粒状の"トーン"を貼り付けています．

最後に，血管鉗子などの余分な成分を消去し，他病変の切除と肝静脈再建のパッチを描き入れて完成させています．手術の中に緩急があるように，オペレコも冗長なものとせず，手術場面・手技の重要度に応じたイラストで構成していけば要点がまとまった記録になっていきます．

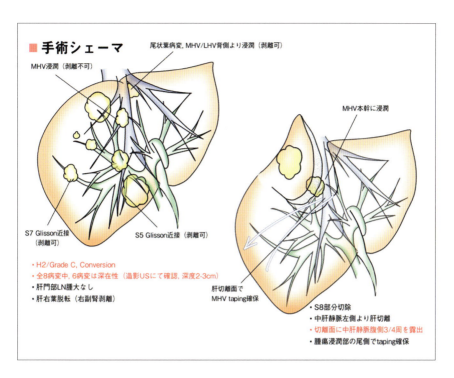

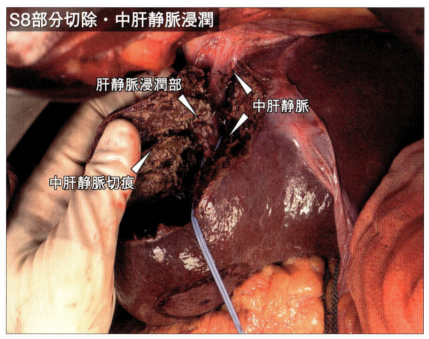

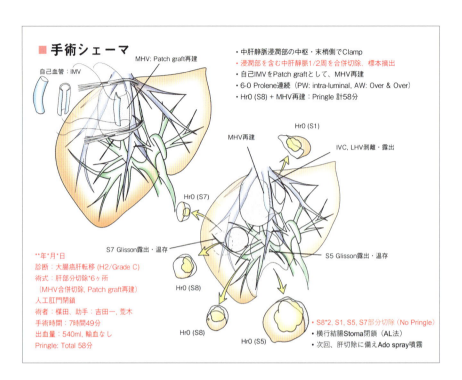

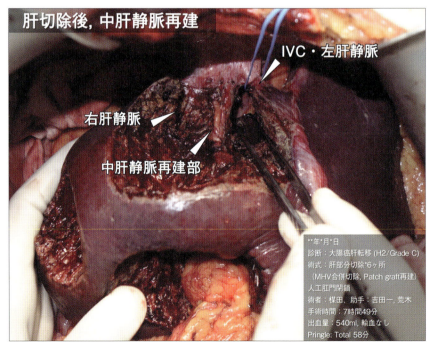

Case 5 肝門部領域胆管癌に対する肝切除

この症例では，肝門型肝内胆管癌（いわゆる肝門部領域胆管癌）に対して，胆道再建・門脈再建を伴う肝右葉切除を行いました．このオペレコで特筆すべき点は，2枚目左側の肝切除中盤のイラストが，3枚目にも登場していることです．これまでに述べた，手術の前場面のイラストを変形して流用しても良いのですが，更なる時間短縮のために，作成したイラスト全体をコピーし，イラストパーツとしてペーストしています．
Chapter 02/Step02で述べたように，素材ウィンドウを開き，+マークから素材追加を選択します．追加したい素材を選ぶ際に，"キャンバスから追加"を選ぶと，自身で作成したイラストを一枚のイラストツールとして追加することができます．あとは，これまでに学んだ操作で，イラスト自身を自由な角度と大きさで貼り付けて，新しいイラストへ繋げていくことが可能となります．
3枚目左側では，2枚目左側のイラストを2枚貼り付けて，それぞれを余分な部分を削って，切除側・残存側として記しています．また3枚目右側では，左側のイラストの切除側を消去し，再建に必要な腸管部分を重ねて完成させています．

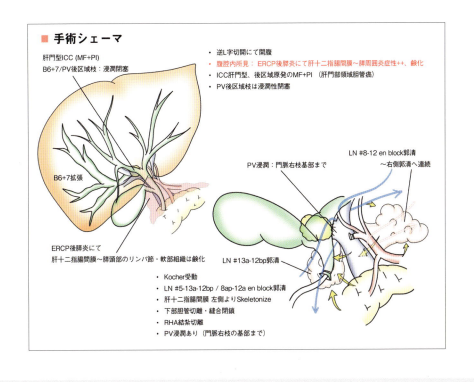

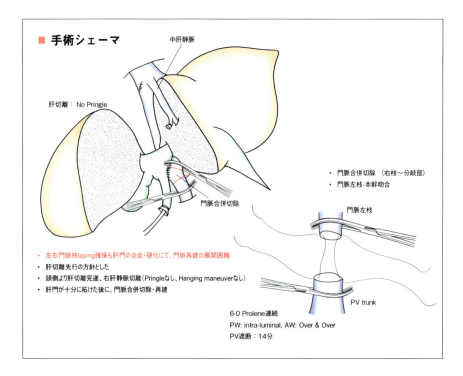
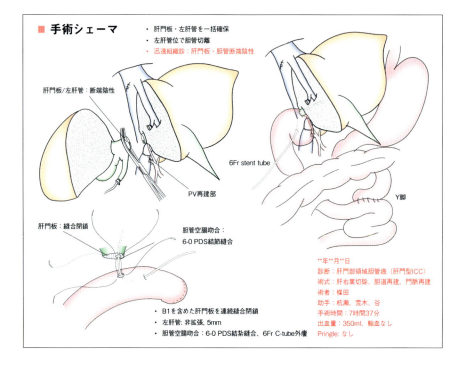

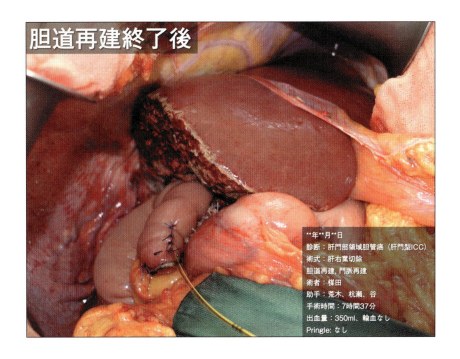

Case 6 膵頭部癌に対する膵頭十二指腸切除術

膵頭部癌に対する膵頭十二指腸切除のオペレコをみてみましょう.

膵頭十二指腸切除術は上腹部の複数の臓器に及ぶ切除術式で，重要血管との3次元的な位置関係の把握や消化器再建が複雑であるため，消化器外科領域では高難度の手術に分類されます．また近年，手術の根治性を高めるために様々なアプローチが確立されています．詳細は肝胆膵外科の専門書に委ねますが，本症例では左後側方アプローチを用いました．これまでのオペレコと同様に，術式選択の根拠となった術前画像を1枚にまとめています．専門的になりますが，本症例では，膵鉤部原発の膵癌が，7時方向より上腸間膜動脈を取り囲むように神経叢浸潤を呈していました．難しい手術でしたが，"癌を根こそぎ切除する"という闘志を持って手術に臨み，切除断端陰性を確保するために腫瘍の対側1時方向からSMA神経叢を観音開きするように全周郭清することで完全切除しています．こういった拡大郭清も少なくなり寂しい気もする今日この頃ですが，手術理論と実際の手技を伝えるイラスト作成のコツとして紹介させて頂きます.

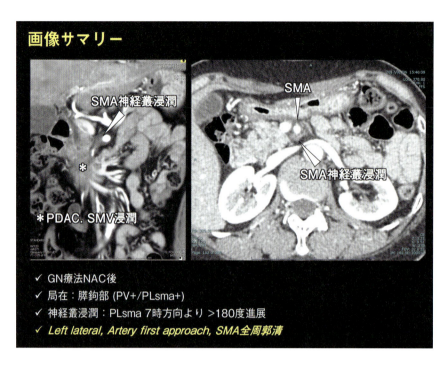

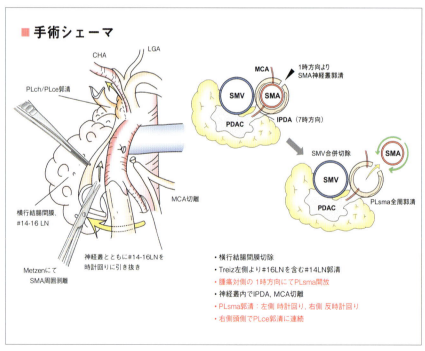

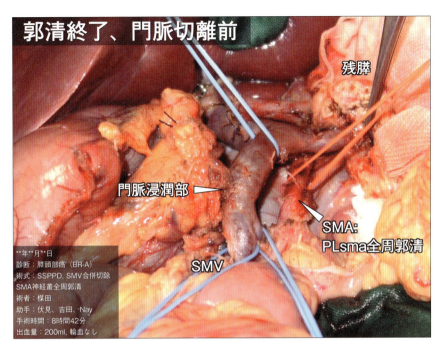

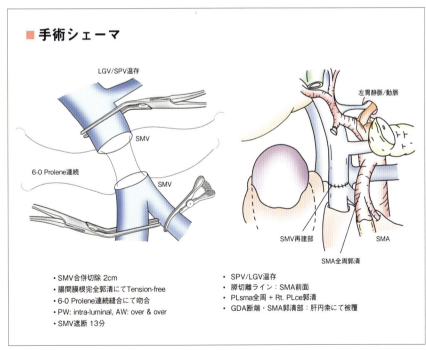

- SMV合併切除 2cm
- 腸間膜根完全郭清にてTension-free
- 6-0 Prolene連続縫合にて吻合
- PW: intra-luminal, AW: over & over
- SMV遮断 13分

- SPV/LGV温存
- 膵切離ライン：SMA前面
- PLsma全周 + Rt. PLce郭清
- GDA断端・SMA郭清部：肝円索にて被覆

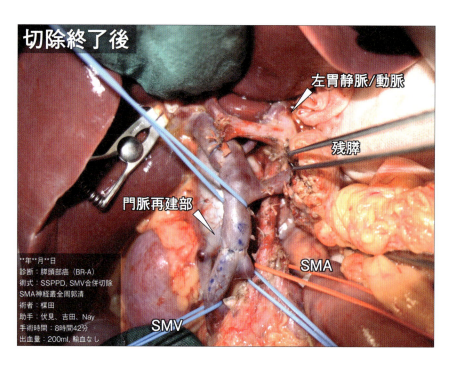

切除終了後

左胃静脈/動脈
残膵
門脈再建部
SMA
SMV

年月**日
診断：膵頭部癌（BR-A）
術式：SSPPD, SMV合併切除
SMA神経叢全周郭清
術者：楳田
助手：伏見、吉田、Nay
手術時間：8時間42分
出血量：200ml, 輸血なし

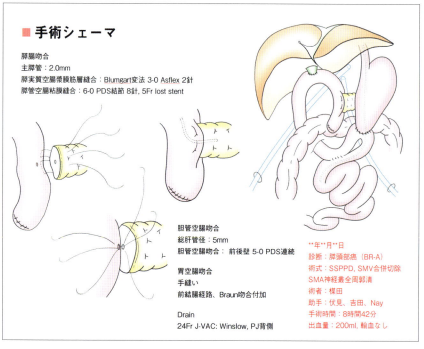

■ 手術シェーマ

膵腸吻合
主膵管：2.0mm
膵実質空腸漿膜筋層縫合：Blumgart変法 3-0 Asflex 2針
膵管空腸粘膜縫合：6-0 PDS結節 8針、5Fr lost stent

胆管空腸吻合
総肝管径：5mm
胆管空腸吻合：前後壁 5-0 PDS連続

胃空腸吻合
手縫い
前結腸経路、Braun吻合付加

Drain
24Fr J-VAC: Winslow, PJ背側

年月**日
診断：膵頭部癌（BR-A）
術式：SSPPD, SMV合併切除
SMA神経叢全周郭清
術者：楳田
助手：伏見、吉田、Nay
手術時間：8時間42分
出血量：200ml, 輸血なし

また紹介元や術前の画像診断に関わった診療科へ，病理所見をサマライズして報告用の資料としています（下図）．詳細は省略しますが，切除標本のインキング（本症例では合併切除した門脈とSMA神経叢を立体的に再構成し着色）を施し，病理標本について病理医・内科医・放射線科医とともに癌の進展状況を詳細に検討しています．手術手技の精確性と妥当性を検証するのみならず，こうしたFeed backによって，術前画像診断の精度向上につながると考えています．

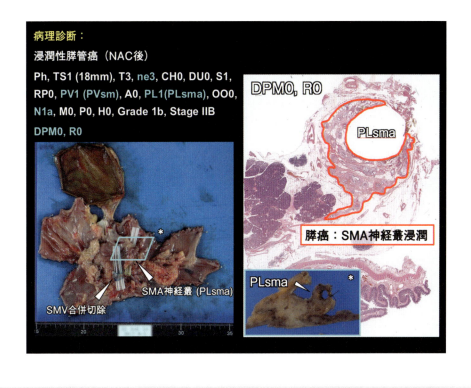

膵臓再建については，膵臓と小腸はイラストパーツとして保存しておき，膵管・針糸，ステントを追加で描き込むことで，簡単に膵再建のイラストを作成しています．
また再建後の全体像についても個々の症例で異なる点のみを描き込めるようにし，流用しています．
手術は，症例個々で細微にわたり異なるために，一例一例オリジナルのイラストを描くことが望ましいのは言うまでもありません．しかしながら，日常業務の中でイラスト作成に多くの時間を費やすことはできないでしょうし，中堅以上の外科医ともなると多くの手術経験から定型化した手技が増えてきます．定型手術手技については，イラストパーツ化して流用することでイラスト作成時間を大幅に短縮し，効率的にオペレコを作成することができます．

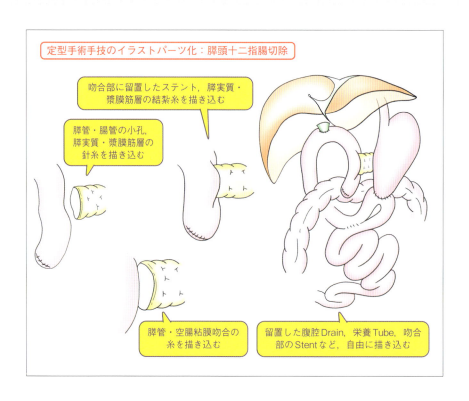

Case 7 肝細胞癌に対する肝切除

次は，肝細胞癌に対する肝切除のオペレコを紹介します．

肝切除の難易度は，腫瘍の局在，主要脈管との位置関係に大きく左右されます．この症例では，肝硬変による肝機能の低下があるなかで，腫瘍が尾状葉に存在しています．残肝機能を安全に残すための術前のシミュレーション，手術術式・戦略立案などを術前サマリーとして簡潔にまとめています．また実際の手術手技のイラストでは，重要なポイントを余すことなく手術イメージとして残しています．

このような非定型的症例であっても，<u>イラストとして手術を「見える化」</u>することで，自分自身，あるいは同僚・後輩外科医が同様の手術症例・局面に対峙した時，「あの時，こんなやり方でやっていた」「ピンチを切り抜けていた」と活かすことが可能になります．

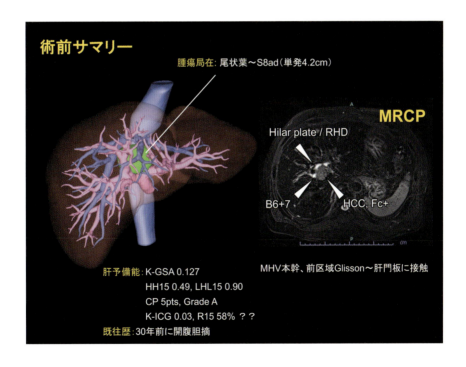

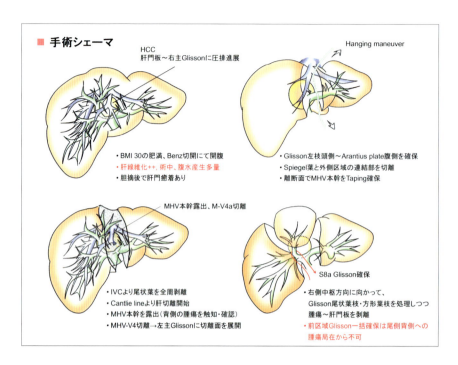
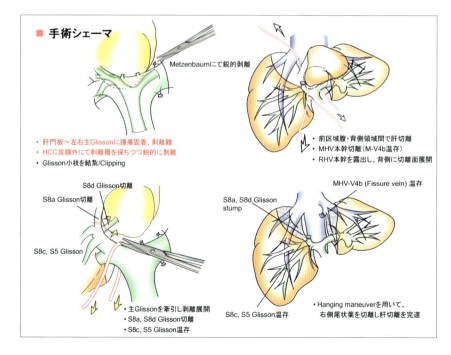

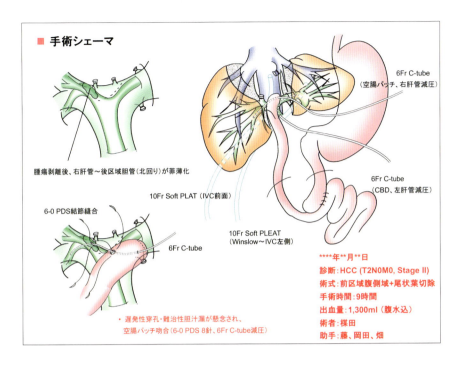

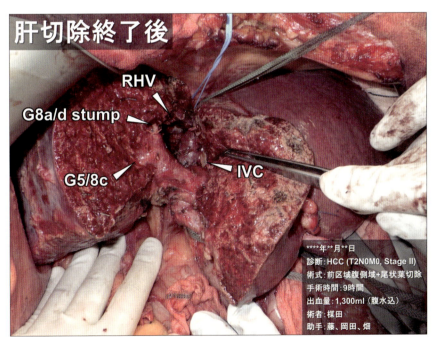

Case 8 | 生体肝移植（小児）

私の後輩の手術記録を紹介します．熊野健二郎先生は，抜群の絵心とイラスト描画力を持つ外科医です．元々アナログの手描きでも素晴らしいオペレコを描いてくれていましたが，デジタルイラストに習熟してからの表現力は圧倒的なものになっています．
1歳の小児生体肝移植手術の手術記録になります．身体の小さな患児の腹腔内にグラフト（移植片）が収まるためのシミュレーションが重要になります．成人の外側区域でも大きいため，移植片を削るといった工夫が必要となります．手術のポイントである細い門脈の拡張形成を詳細にイラストで再現しています．また重要箇所を目立たせるため，あえて非着色域をつくったり，色彩の緩急をつけるといった意匠が施されています．そして勿論，一枚のイラストからの派生といったテクニックを駆使し，効率的なイラスト作成を心がけていることが伺えます．

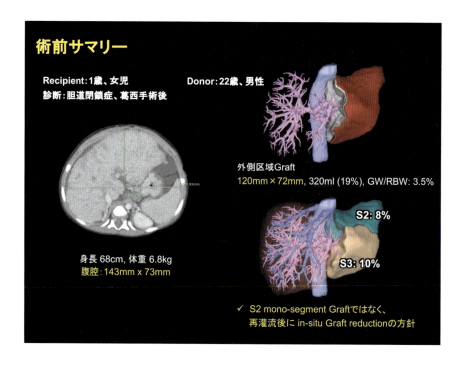

■ 手術シェーマ

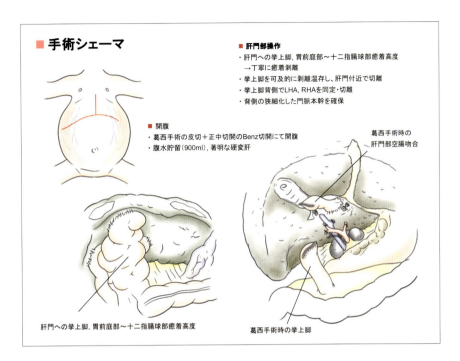

■ 開腹
・葛西手術の皮切＋正中切開のBenz切開にて開腹
・腹水貯留（900ml），著明な硬変肝

■ 肝門部操作
・肝門への挙上脚，胃前庭部〜十二指腸球部癒着高度
　→丁寧に癒着剥離
・挙上脚を可及的に剥離温存し，肝門付近で切離
・挙上脚背側でLHA, RHAを同定・切離
・背側の狭細化した門脈本幹を確保

■ 手術シェーマ

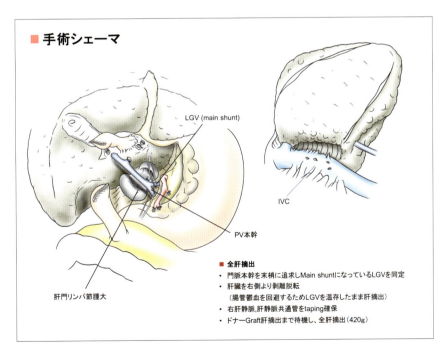

■ 全肝摘出
・門脈本幹を末梢に追求しMain shuntになっているLGVを同定
・肝臓を右側より剥離脱転
　（腸管鬱血を回避するためLGVを温存したまま肝摘出）
・右肝静脈，肝静脈共通管をtaping確保
・ドナーGraft肝摘出まで待機し，全肝摘出（420g）

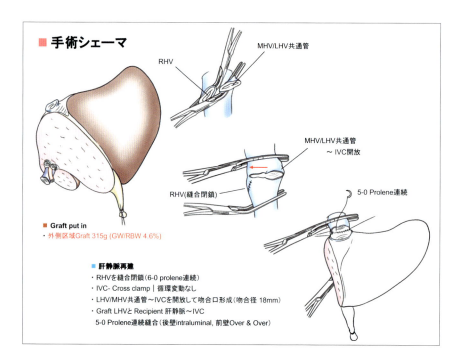
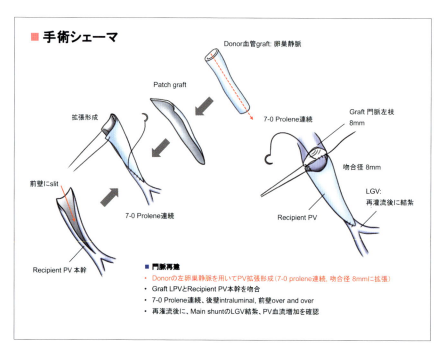

■ 手術シェーマ

- **肝動脈再建**
  - RHA/LHA 切離、Branch patch 形成
  - Graft LHA - Recipient PHA
  - 吻合径 3mm、7-0Prolene結節（マイクロ）

- **胆道再建**
  - Graft左肝管 – Recipient挙上脚で吻合再建
  - 6-0PDS結節縫合、6Fr C-tube stent留置

■ 手術シェーマ

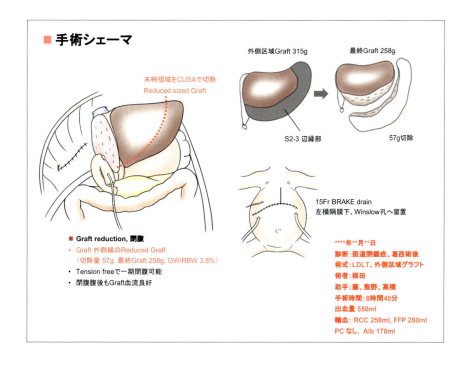

- **Graft reduction, 閉腹**
- Graft 外側縁のReduced Graft
  （切除量 57g, 最終Graft 258g, GW/RBW 3.8%）
- Tension freeで一期閉腹可能
- 閉腹後もGraft血流良好

****年**月**日
診断：胆道閉鎖症、葛西術後
術式：LDLT、外側区域グラフト
術者：橋田
助手：藤、熊野、髙橋
手術時間：8時間40分
出血量 550ml
輸血：RCC 258ml, FFP 280ml
PC なし, Alb 170ml

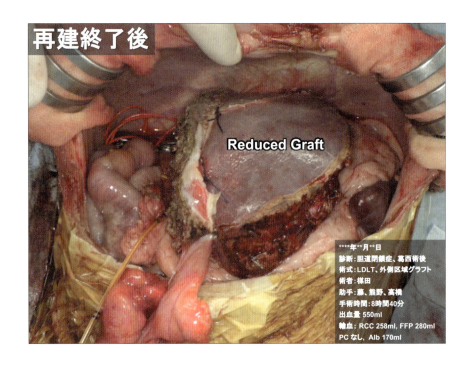

Case 9 | 脳死肝移植（成人）

最後の手術記録になります．前症例に続いて，熊野健二郎画伯のオペレコです．

重症肝不全に対する脳死肝移植になります．術中急変する可能性さえある重症例で，条件が最善とはいえないドナー（Marginal donor/Graft）であったことから，大変に緊張した移植手術でした．万が一を考えたバックアップ策，手術を成功に導くために様々な工夫を凝らして臨んだ肝移植でした．ひとことで肝移植といっても，色々な手術手技・アプローチがありますが，それぞれの組織・チームが習熟したやり方で，最高の手術Qualityと結果を出すことが最重要です．オペレコを眺めることで，一連のストーリーが描かれています．本症例は，チーム一丸となって難症例に挑み，患者さんの救命が叶った，生涯忘れることのない思い出の症例です．

■ 術前サマリー

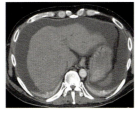
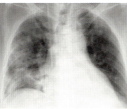
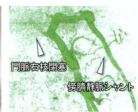

門脈右枝閉塞
傍臍静脈シャント

- ✓ H179cm, BW 101kg
- ✓ MELD 38
- ✓ ICU滞在 14日間
- ✓ 呼吸不全・腎不全
  → 人工呼吸・CHDF管理
- ✓ 門脈順行性
- ✓ 門脈右枝閉塞
- ✓ 傍臍静脈シャント→ 外腸骨静脈

■ 問題点、対策
- MELD 38の重症肝不全, 呼吸不全・腎不全
- 術中門脈減圧：傍臍静脈→左腋窩静脈、IMV→腋窩静脈
- Recipient 凝固破綻、Marginal Graft（脂肪肝）→ PVを温存したまま肝剥離、無肝期の短縮化
- クロスクランプ時の循環不全に備えて、Active V-V bypass準備（右大伏在静脈→腋窩静脈）
- 術中循環・呼吸不全、心停止リスク → 補助循環装置 PCPS back-up

■ 手術シェーマ

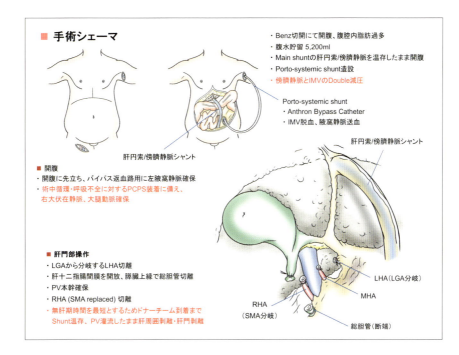

- Benz切開にて開腹、腹腔内脂肪過多
- 腹水貯留 5,200ml
- Main shuntの肝円索/傍臍静脈を温存したまま開腹
- Porto-systemic shunt造設
- 傍臍静脈とIMVのDouble減圧

Porto-systemic shunt
・Anthron Bypass Catheter
・IMV脱血、腋窩静脈送血

肝円索/傍臍静脈シャント

■ 開腹
・開腹に先立ち、バイパス返血路用に左腋窩静脈確保
・術中循環・呼吸不全に対するPCPS装着に備え、
　右大伏在静脈、大腿動脈確保

■ 肝門部操作
・LGAから分岐するLHA切離
・肝十二指腸間膜を開放、膵臓上縁で総胆管切離
・PV本幹確保
・RHA (SMA replaced) 切離
・無肝期時間を最短とするためドナーチーム到着まで
　Shunt温存、PV灌流したまま肝周囲剥離・肝門剥離

LHA（LGA分岐）
MHA
RHA（SMA分岐）
総胆管（断端）

Case 9 脳死肝移植（成人）

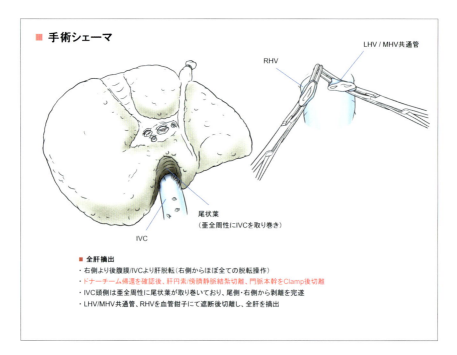

- **手術シェーマ**
  - **全肝摘出**
    - 右側より後腹膜/IVCより肝脱転（右側からほぼ全ての脱転操作）
    - ドナーチーム帰還を確認後、肝円索/傍臍静脈結紮切離、門脈本幹をClamp後切離
    - IVC頭側は亜全周性に尾状葉が取り巻いており、尾側・右側から剥離を完遂
    - LHV/MHV共通管、RHVを血管鉗子にて遮断後切離し、全肝を摘出

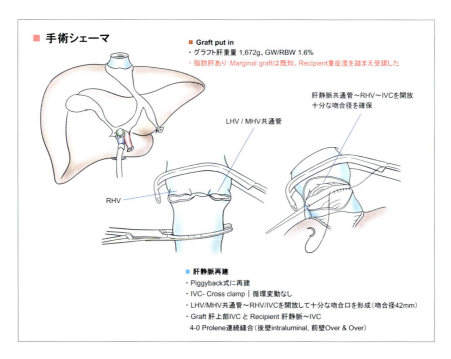

- **手術シェーマ**
  - **Graft put in**
    - グラフト肝重量 1,672g、GW/RBW 1.6%
    - 脂肪肝あり：Marginal graftは既知、Recipient重症度を踏まえ受諾した
  - **肝静脈再建**
    - Piggyback式に再建
    - IVC- Cross clamp｜循環変動なし
    - LHV/MHV共通管〜RHV/IVCを開放して十分な吻合口を形成（吻合径42mm）
    - Graft 肝上部IVC と Recipient 肝静脈〜IVC
      4-0 Prolene連続縫合（後壁intraluminal、前壁Over & Over）

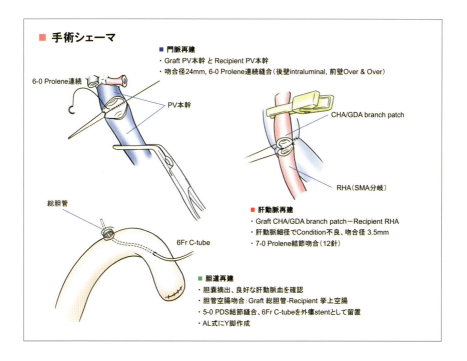

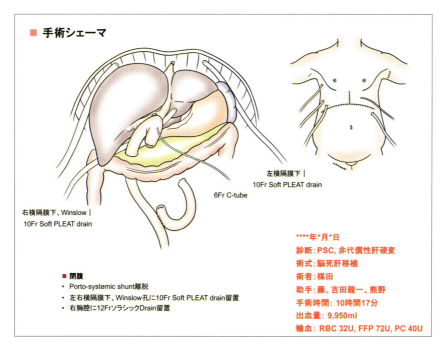

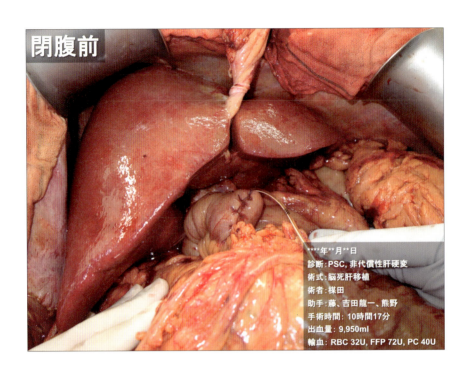

閉腹前

****年**月**日
診断:PSC, 非代償性肝硬変
術式:脳死肝移植
術者:楳田
助手:藤、吉田龍一、熊野
手術時間:10時間17分
出血量:9,950ml
輸血:RBC 32U, FFP 72U, PC 40U

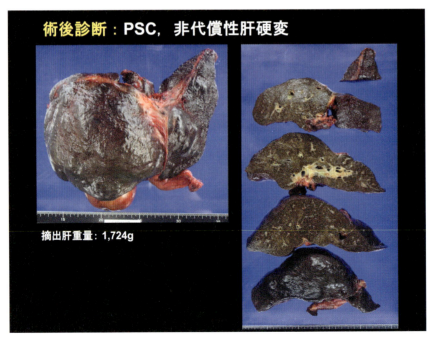

術後診断：PSC，非代償性肝硬変

摘出肝重量: 1,724g

COLUMN

コラム3　下絵をトレースで描き起こす方法

どうしても業務に追われてイラストをゆっくり作成する時間がないという人のために，ここではデジタルイラストレーションならではの下絵を描き起こしてイラストを作成するテクニックを紹介します．

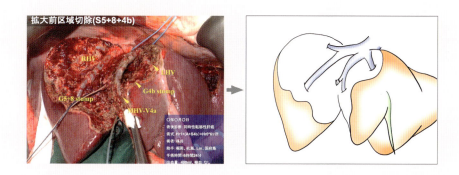

1

パソコンや他のタブレットからAir Dropを用いて，トレースしたい元の写真を転送すると右側のような画面がiPadに映し出されます．
転送・保存先を選択するために，右上の転送ボタンをタップします．

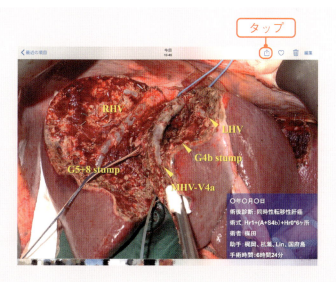

2

次の画面で転送先としてメディバンペイントを選択してください.

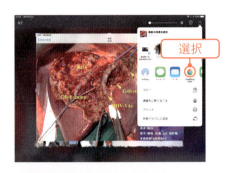

3

メディバンペイントのマイギャラリーを開くと写真が転送されています.
こちらを選択してキャンバスを開いてください.

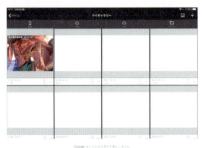

4

最下層のレイヤーに転送した写真が配置されています.

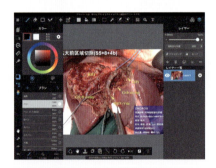

5

レイヤーウインドウで不透明度を30〜40%程度に調整して,薄くしてみましょう.

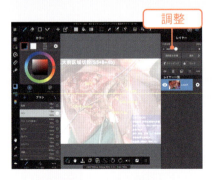

6

あとはこれまでのイラスト作成と同様に，新規のレイヤーを上層に作成して，下層に配置された写真を参考に，なぞり絵（トレース）で下絵を作画していきます．

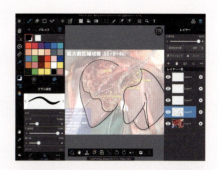

7

描き起こしたい輪郭をトレースして最下層の写真を非表示にすると下絵が完成しました．

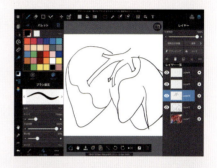

8

自分の好みに下絵に色塗りレイヤーを重ねてイラスト完成です．

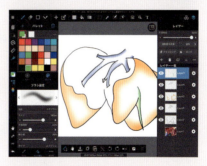

9

オペレコの内容，イラストのQualityはさておき，時間がない時や術中写真から下絵を描き起こしたい時には，非常に有効な手法になります．

ただ条件として，写真の構図にイラストが左右されることと写真の3次元構造を，平面に再現するために，立体感・奥行き（パース）を意識する必要があります．

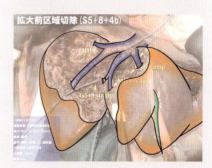

 実際のイラスト作成過程
https://www.kinpodo-pub.co.jp/operec_2/movie03.html

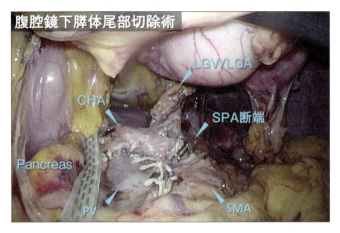

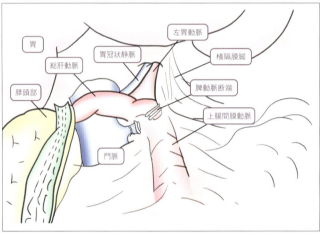

腹腔鏡手術においても同様に術中写真から下絵を描き起こすことが可能です．
上段は腹腔鏡下膵体尾部切除後の写真ですが，こちらから下絵を描き起こし，着色することで，簡略なイラストを作成しています．
簡単にイラストを作成できるという点では確かに有効なテクニックです．しかしながら，本書においては頭の中で手術をイメージし，そのイメージをオペレコとして再現することを述べてきました．イラストの巧拙に関わらず，手術を考え，繰り返しイメージすることで頭の中で"手術全体"を描けるようになります．オペレコへの取り組みは，外科医としての成長に繋がっていきます．オペレコ作成を外科修練の一環と捉えた場合，トレーステクニックは，修練としては意義のないものかもしれません．

Coffee Break ☕

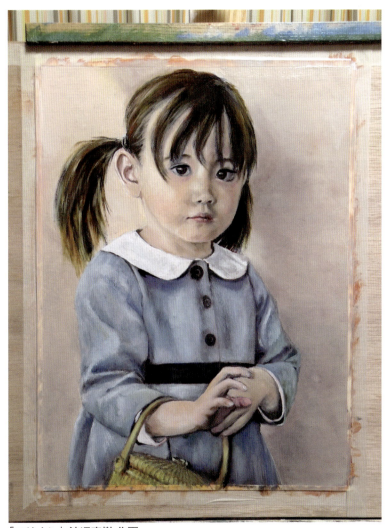

「マリオン」渡辺直樹 作画

絵画鑑賞における醍醐味は，何でしょうか．構図や色，筆遣いなどを，他の時代の作品と比較分析しながら鑑賞するなどといわれますが，「こうあるべき」という考えは取り去って，純粋に絵画と対面し自由な感性で楽しむことが大事だと思っています．
「マリオン」への皆さんの感想は如何でしょうか．筆者は，あどけなさの中でも，透明感ある肌に際立つ，澄んだ黒い瞳に引き込まれるような魅力と力強さを，一方で柔らかさと温もりが伝わってきそうな少女の右手に安らぎを感じます．
本作は，冒頭で述べたフィボナッチの黄金螺旋が組み込まれており，右手から右の瞳に向かう視線の誘導とともに全体に美しく落ち着いた構図が得られています．

Special Contents

色々な外科専門領域の
オペレコ

色々な外科専門領域のプロフェッショナルの先生方より，オペレコへの取り組みや拘りについて紹介頂きます．多くの絵画や芸術作品に触れることで感性が磨かれていくように，専門領域の垣根を越えてオペレコやプロフェッショナリズムに触れることで，自身のオペレコや専門領域の修練に活かせる多くの学びが得られると思います．

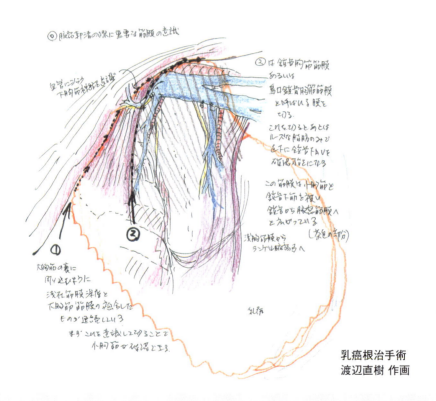

乳癌根治手術
渡辺直樹 作画

心臓血管外科の手術記録…159	血管外科 バスキュラーアクセス手術の手術記録…177
呼吸器外科の手術記録…164	形成外科の手術記録…179
乳腺外科の手術記録…169	乳腺外科の手術記録2…184
消化管外科の手術記録…174	

心臓血管外科の手術記録

笠原真悟
岡山大学大学院医歯薬学総合研究科 心臓血管外科

近年，メディカルイラストレーションといった分野が注目され，日本メディカルイラストレーション学会として積極的な活動が認められています．医学にとって，手術野の詳細な形態と機能を可視化し記録することはとても重要であり，現代では高品位の動画撮影機器などの発展により，手に取るように記録が取れる様になりました．また，画像が必要であれば，精巧なCG（コンピューターグラフィックス）も，自分のコンピューターで表現が可能になりました．また，動画も4Kや近年では8Kと言ったリアル動画と共に，3D動画も記録できます．この様な時代であっても，どうして手書きの手術記録が重要なのでしょうか？　立派なイメージや画像保存であれば，時間をかけたCGや写真でいいのではないでしょうか？

私はイラストレーションを学んだこともありませんし，絵心もありません．したがって手術記録の絵を見ると，非常に稚拙な表現であるといつも恥ずかしい思いをしております．優れた美術作品とは言い難く，文章で表現できない表現のための道具であります．この表現の道具が必要で，手術後の記憶が新鮮な時期に自らの手を動かし描写することで，対象の新たな理解が得られると思います．

手術記録は我々外科医にとって様々な重要なツールであり，外科医の生涯にわたって伴侶となると考える．そのために私は手術記録への入魂（思い）を10の心得として箇条書きにまとめてみました．この心得が外科医の皆様の参考になれば幸いです．

手術記録入魂の10の心得

1，特別な作画技法は必要ない

私が，絵心がない事によりますが，特別に立体感のある絵に仕上げる必要はないと思います．自分の技量で描き上げることです．

2．時間をかける必要はない．術後の記憶の新しい，術当日に記載すべきである．

人間の記憶は曖昧です．手術の直後に記載すべきであると思います．若い頃は術後管理を行いながら記載しており，とてもいい時間でした．しかしながら，最近では術後は

集中治療医が系統立てた優れた管理を行って頂ける事で我々の様な年長者が出る幕がなくなった事，さらには手術室を一歩出ると様々な仕事（外科医以外の）のためになかなか時間が取れなくなったことが挙げられます．したがって短い時間で書き留めなくてはなりません．

優れた多くの手術書が出版されております．しかしながら，手術道具や手術方法は外科医が教育されてきた，また自分で試行錯誤しながら作り上げてきた手法があるものです．どこにもない，手術書が出来上がります．

4，教育としても役立つ

若手の手術書を通して，その術者と振り返る事により問題点や改善点が見えてきます．またこれを多くの人たち共有することで，優れた教育ツールになります．さらに達人の手術記録を通して，優れた手術方法を学ぶこともできます．これは動画で長時間かけて学ぶより，短時間で十分な教育ができます．人の手術記録を見る事によって，新たな手術方法の開発発見にもつながります．

5，自分の過去の手術を見ることで，自らの熟達度を見ることができる

自分の過去の手術記録を見ることで，良好な成績ばかりでなく，不幸の転機を辿った症例の振り返りを行うことができます．更なる手術方法の改善と共に自らの熟達度を見ることができます．

6，術者でなくとも公式な手術記録以外に，自分の手術記録を作ることである．

私は第二助手の時代でも，必ず自らの手術書を作成しておりました．多くの時間を費やせたということもありますが，今から思えば，第一助手には見えないことや，第二助手でしかできない手術への参加もあったものと思います．その頃の手術書のほとんどは手術野ではなく，手術の周り，特に我々の領域での人工心肺の送血管と脱血管の位置や，それらの整然とした配置に関してでありました．これはその後の第一助手，術者への重要な手引書となりました．第一助手においては術者からではない手術記録を作成することで，後述します空間的位置関係（その部位の後ろに何があるか）の理解が始まり，術者として行うための見えない所へのアプローチが進んだものと考えます．

7，手術記録は，他の医療機関や後世に伝える重要な情報提供書であり，羅針盤である．

セカンドオピニオンも含めて，手術治療のために他施設から紹介される例も多くあり

ます．初回手術ばかりでなく，多くは再手術の症例であり，詳細な経過のご報告はとても重要であります．しかしながら，詳細な手術書に勝るものはありません．どのような手術を行ったか，どのような人工物が挿入されているのか，人工心肺はどのように確立すればいいのか（送血管の挿入部位，脱血管の挿入部位）などは読み取れるように書き入れるべきであります．安全に心臓を止めるための手解きが，手術記録から読み取ることができます．これは他の医療機関からのものだけでなく，自施設における過去の治療情報もここに凝縮され，再手術時に羅針盤となるのであります．

8，正常解剖を知らずして，手術を描写はできない

手術においては正常解剖を知らなければ，手術において正確な治療ができません．このように書くと，『当たり前だ』と思われるのは当然のことです．しかしながら，いろいろな方々の手術記録を拝見していると，致命的な正常解剖と逸脱した描写が目立つ事があります．熟練の外科医にもそれが見られる事があり，落胆する事もあります．正常を知らずして，異常を治す事はできないとの原点に立ち，解剖書を常に傍に置くことをお勧めします．

9，空間的位置関係が理解できていないと正確な手術記録を書く事はできない

近年，CT画像で実際の臓器をあらゆる角度から捉える事ができるようになりました．特に3D画像は通常のCT画像から再構築し，あらゆる断面で正確な診断が可能となって来ております．手術中はこの画像をガイドにしながら3Dの世界に浸る事ができる，最近の車のナビゲーションシステムさながらであります．しかしながら，このナビゲーションシステムに100％頼り切る事なく，常に後ろを振り向きながら，位置の修正が必要です．手術においても空間的位置関係を十分理解し，その後ろに何があるかを考えながら手術を行う事が大切であり，手術記録にもこのような位置関係を書き入れる事が重要です．

10，術後の機能異常を見抜く鍵となる．心機能異常や弁機能の異常を術式から推察できる

常に術後は満足すべき結果を得たいものであります．しかしながら，我々の領域でも心機能異常や弁形成後の逆流は重大な合併症を引き起こします．どのような形成を行ったか，形成のためにどこから何本の糸をかけたか，どの種類や大きさの針と糸を使ったかなどは術後の評価や，検討項目として重要であります．手術記録には大まかな流れとともに，細かな事柄も要領よく入魂する事です．

　以上が，大まかな入魂10カ条であります．
　現在まで，私の手術記録は海外も含めて様々なファイルでまとめられており，本棚の数段を占めております．それとともに研修医時代から様々な施設で，第一助手や第二助

手として携わった手術記録，手術雑記がA4のノートに40冊以上あります．術者への憧れ，尊敬とともに時には苛立ちも記録され，これは私の医局員にパラパラと見せたのみで，熟読させてはおりません．最近ではあまり開く事はなくなりましたが，今回の執筆で何か参考になればと思い，久々に思い出に浸りました．画風も変わり，時間の掛け方もだんだん短くなって来ておりますので，若い頃の方が思い入れが強かったように思いました．しかしながら，現時点の方がピンポイントで術中の迷いと術後の問題点が一致していると感じております．多くの手術記録が，現代の優れた動画撮影画像よりも魂がこもっていると自負を忘れずに，これからも入魂を続けていきたいと思います．

最近の手術記録

左心低形成症候群（HLHS）

　この疾患は岡山大学で多く行われている手術であります．新生児期に行われるこの手術は，世界的にも病院死が20％以上でありますが，岡山大学では現在，8.3％であります．岡山大学からの発信されたこの手術はNorwood-Sano手術として世界的に広く行われております．今回の手術記録のHLHSは僧帽弁閉鎖（MA），大動脈弁閉鎖（AA）といった典型的な組み合わせでありましたが，右側大動脈弓と両側動脈管といった特異な解剖学的特徴を兼ね備えておりました．手術記録において今回は文章を省いて図表のみ書き入れてあります．図表には人工心肺の送血，脱血それぞれの部位を書き入れております．（図1）

肺動脈閉鎖症兼心室中隔欠損（PA/VSD），巨大体肺動脈側副血行路（MAPCA）

　次の手術記録は左右の肺動脈が複数に分かれ，大動脈から直接分岐しているものである．この様な症例は，どこの部位からどのくらいの大きさのMAPCAが存在し，どのような走行をしているかを術前に十分把握することが必要である．現在では，術前の造影CTがとても有効であるが，この疾患の複雑性を考えると手書きでその走行を書いて頭に入れておく事が，手術においても重要となる．この症例は小児科にステントを入れて頂いたハイブリッド手術の1例である．（図2）

ファロー四徴症

　今から24年前の医師になって8年目で様々な外科研修を終了し，小児心臓血管外科を

志して1年目の症例です．多くの時間をかけて手術を行った後がありますが，解剖や空間的位置関係はほぼ現在の理解と同じであります．どこに糸をかけているか，その解剖学的名称は何であるかが書き込まれております．（図3）

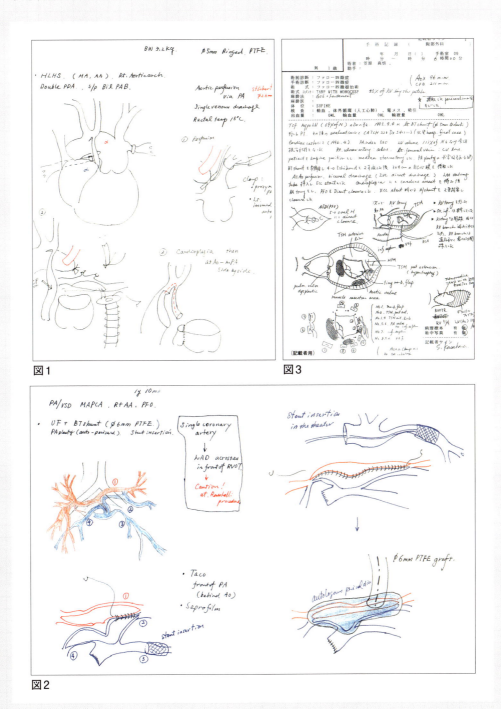

図1

図2

図3

呼吸器外科の手術記録

青影圭樹[1]，豊岡伸一[2]
1）国立がん研究センター東病院 呼吸器外科
2）岡山大学大学院医歯薬学総合研究科 呼吸器・乳腺内分泌外科

　筆者は，現在国立がん研究センター東病院呼吸器外科の医長であり，これまで約3000例の手術を行っている．現在では主にレジデントの指導的助手としての立場が多いため，自身で手術記録を書くことは月に2,3例である．私自身はいわゆる"絵心"というものは持ち合わせてないため，研修医時代は苦労したことを記憶している．そういったコンプレックスからの意見ではないことを断ったうえで書かせて頂くが，私自身はデッサンのような美しい絵を描く事よりも，解剖学的に正しく，手術の山場の場面を的確に捉えた絵をシンプルに記載することが重要と考えている．勿論，自分の知識や手技の向上のために絵の技術も向上したいという気持ちを否定するものではなく，その日の手術を思い出しながら絵をかき，記録するという行為そのものが外科医として自身の技術向上につながるということと，のちにその手術記録を見た人が手術の場面を思い描けることが大切であることを忘れてはならないことを強調したい．日常臨床の多忙さや手術の数により，自ずと手術記録にかける時間が変わってくるが，研修医時代は執刀の機会も多くはないため，手術記録に時間をかけることができるだろう．
　上手い絵ではなくとも手術記録やイラストを自分なりに工夫し，手術内容をレビューすることが肝心なので，若手の外科医の先生方，特に"絵心がない"と感じている先生方もあきらめずに頑張っていただきたい．

手術記録の役割

手術記録の役割は大きく3つ側面がある．
・公文書として手術の内容を記録する
・病院・診療科・専門医取得のため，患者の記録を保存する．
・自分自身の手術手技の向上に役立てる．

医療法に規定されている手術記録として必要な事項は最低限記載する必要がある．
・手術を行った医師の氏名
・患者の氏名等手術記録をそれぞれ識別できる情報

・手術を行った日
・手術を開始した時刻及び終了した時刻
・行った手術の術式
・病名

　さらに，肺癌手術の場合は，日本肺癌学会が肺癌取り扱い規約で手術記載について規定してある為，肺癌診療にも携わる先生方は是非ご一読いただき，可能な限りそれに沿った記載を心掛けていただきたい．加えて開胸所見や肺の状態などの記載は，再開胸の際の重要な情報源となる．

　以上は最低限の記載事項である．各施設や診療科ごとに様々な記載の方針や科の伝統のような形で多くの書き方が存在するのも事実であるが，当科では未だ，手書きの絵を推奨しており（必須とはしてないが），イラストの練習は解剖の理解の一助となるだろうと考えている．

　各診療科で手術記録のひな形を作成しているところが多いとは思うが，一般的には手術の内容を文章化した記録と手術場面のスケッチが基本である．

　当科の手術記録はまずサマリー（術前の評価，開胸所見，術中所見，術後の注意点など）を記載している．最近は肺癌自体の予後の向上やフォローアップ長期化などにより，再手術の機会が増えている．その際にはこのサマリーが役に立つ．

呼吸器外科手術のイラストについて

　まずは成書のイラストを真似ることから始める．私自身はやり直しがきくようにまずは鉛筆で下書きすることが多い．

　スタンダードな手術イラストを例に挙げる．

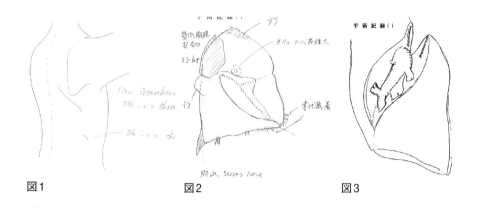

図1　　　　　　　図2　　　　　　　図3

　まず初めのイラストでは，大多数の先生方は皮膚切開線を記載するだろう．どの診療科もそうであるが，ことさら呼吸器外科手術に必要なのは，胸腔鏡手術やロボット支援手術ならどの肋間にポートを作成したのか？開胸なら後側方切開なのか前側方切開なのか？開胸肋間は？切開長は？などの情報であり，必ず明記するべきである．

　また，呼吸器外科医であれば側臥位の絵に慣れ親しもう（レジデントたちの側臥位のイラストは秀逸ものもあるが，とても側臥位には見えないものや人体の構造上あり得ないようなイラストも多い）．どの成書でも記載されているのでまずは参考にして，自分のものにしよう．

　図2では，肺のイラストの記載をするのが定石である．腫瘍の位置や肺の状態，分葉，癒着などが一目でわかる．合わせてコメントを欄外に追記することでより分かりやすくなる（イラストで十分表現できなくとも理解の助けになる）．

　図3では，肺血管について記載している．区域切除や肺葉切除などでは，肺動脈や肺静脈の枝の走行などバリエーションが多いため，動静脈や気管支を別に切り取り記載することが分かりやすい．

　すべての肺血管・気管支を立体的に一枚のイラストで表現できなくはないが，よほど腕に自信がないとかえってわかりにくい．

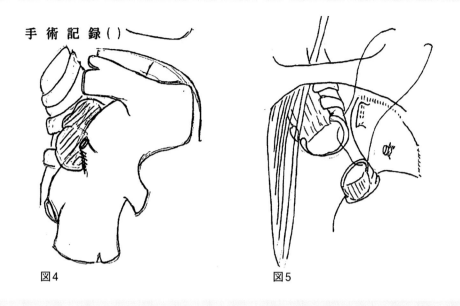

図4

図5

　図4のように術中に#11sリンパ節が腫大し，A2の剥離が困難であったことが手術の山場であれば，そこを切り取り記載することがわかりやすい．

　図5のようにその他，"キモ"の場面を記載する．

　本稿で紹介したのはあくまでも私の手術記録記載法のため，この限りではないが先生方の手術記載の一助となれば幸いである．
　最後に参考までに実際の手術記録を供覧する．これらのイラストも勿論，鉛筆で下描きをしたうえで記載している．そんなに凝った絵ではなく，イラスト初心者の皆さんも少し丁寧に書けばすぐにマスターできそうなイラストではないだろうか．何度も言うが，初めからうまい絵を描くことができなくてもくり返し描くことで誰でも上達する．手術技術も同じことが言える．イラスト力と共に皆の手術技術の向上を願う．

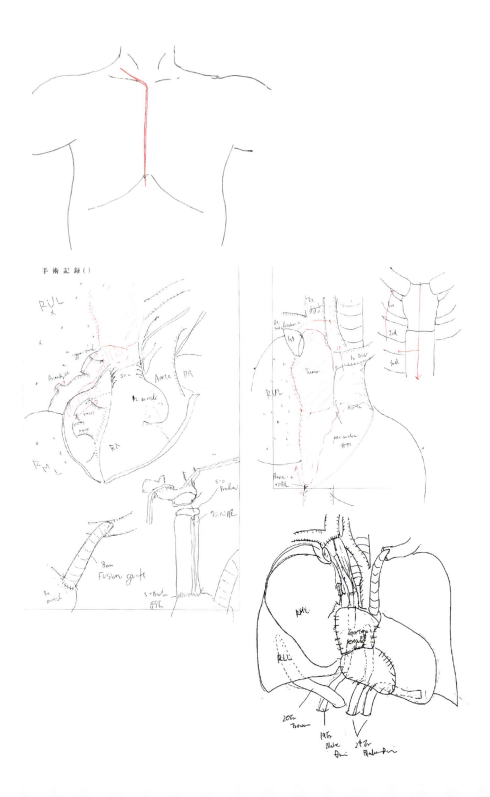

乳腺外科の手術記録

渡辺直樹
にしはら乳腺クリニック

手術記録を書く目的について

1. 症例の解剖学的個性を記載し，切断，温存を含めそれをどう処理したかを記録にとどめ，後に同症例に手術操作を加える必要が生じたときに適切に対応できるための情報を残す．

　手術記録は，外科医が日常に行う業務そのものであり，手術書とは目的が異なる．記録としての目的を理解せずに書かれたならば意味をなさない．ここでは記録としてのその目的を満たす乳腺外科領域の手術記録とはどのようなものか，を検討したい．

　数多く存在する外科系学会の中，消化器外科学会で"オペレコを極める"という特別企画がなされ，そして本書企画の幹事である肝胆膵外科医である楳田氏が最優秀に選ばれたのには理由がある．常態的に忙しい外科医にとって，手術記録に詳細かつ美麗なイラストを時間を割いて作成添付し，だれが見ても手術室で何が起こり，何が行われたかを，全症例で記録しておくことは大変な負担である．しかし肝胆膵外科医がそれを日常と定めているのは，肝臓や胆膵領域の血管や胆管の解剖学的なバリエーションが多く，そして例えば肝細胞癌では，術後数年経過して再び発生した肝細胞癌のために，前回の術野に再度メスを入れなければいけない必要が生じることが稀ではないからである．同じく脈管系のバリエーションに悩まされることが多い呼吸器外科医も同じことが言えるが，ほぼ前回と同じ術野に再操作を行う機会は肝胆膵外科医よりも少ない．

　ここから言えることは手術記録において，ビギナー外科医からベテランまで，欠くことができない最初の要素は，"その症例における解剖学的な個性の記録と，それにどう対応処置し，手術を完遂したか"である．

　ただ乳腺外科においては，たとえば乳房部分切除，そしてセンチネルリンパ節生検と言うおそらく最も頻度の高い手術において，解剖学的に"固有の名前の付いた"血管を処理することは一度もない．　解剖学的な操作記載は乳腺外科，そしてその手術記録に重要ではない．

2. 将来の手術手技の研究に役立てるよう，術者が意図して行った操作に関しては，できるだけ簡潔かつ統計処理が可能な形式での記載を義務付け，最終的には施設内で統一したテンプレートを作成する．

　乳腺外科に限らず，手術操作には未解決の問題が多く残されている．例えば現在，乳頭温存皮下乳房全摘（Nipple sparing mastectomy＝NSM）と呼ばれる新しい術式が保険収載されているが，乳頭直下組織断端，そして垂直方向断端である腫瘍直上皮下組織を迅速組織診で検討することに局所コントロール上意味はあるか，にきちんと答えられる根拠を我々は持たない．

　インプラントを留置するにあたり，大胸筋を皮弁のFeederとして利用するが，その際大胸筋筋膜が温存されていたほうが操作の上で有利である．しかし大胸筋筋膜を温存しても局所の根治性は損なわれないか，という問題もまた未解決である．

　こうした問題に回答するには臨床試験がもっとも確実な解決方法である．たとえRetrospectiveな検討であっても，症例数が十分であればPropensity Scoreの技法を用いて大きな根拠を形成することができる．つまり後に手術操作の意義を検討し，標準術式を形作るのに役立つ可能性がある操作は記録に残しておく必要がある．

　そして統計処理に乗せるためにはできるだけ統一された書式で書かれている必要がある．また統計処理では記載漏れを限りなく少なくする必要がある．記載を義務付けるには，テンプレートを作るべきだろう．

3. 教育のため，重要な場面に関しては特に，術者はその意図したところとその行った操作を記録に残し，助手はそれを参照する．助手は術者の記録を見るだけで満足するのではなく，自らが感じたこと，自分の操作で何を意図していたかを自分でも記録に残し，術者の検閲を受けておく．

　どんな施設でも手術が行われる施設には外科医は最低二人いる．多くは上下があり，そこでは指導が行われている．手術記録は術者が意図した操作を記録しておくことが重要である．あの場面で術者が意図したことが，助手にはわかっていたであろうか，助手にさせたあの操作の際，術者が留意していたことを同じ次元で共有していただろうか，こうしたことは手術記録の往復書簡の中で培われることも稀ではない．

　したがってこの目的のためには術者が残す，多くはそれが公文書カルテとしての記録になるだろうが，手術記録と，研修中の助手が個人で残す手術記録の二つが存在してもいい．そしてそれが研修施設では当たり前なのではないだろうか．もちろん両方の手術記録がカルテに残っていてもいいだろう．

4. 学会や広報，国の機関からの要望に確実に答えるため，これらの必要事項を確実にフォローし，常に施設内で統一したテンプレートを作成して術者に記録を義務付ける.

　手術記録に求められる要素として最後に触れておきたいのは，いわゆる公的なデータベースに報告，登録するための要素を確実に抑えておくことである．学会や国や市町村の公的機関，そして新聞や週刊誌の取材など，病院外からの要求にこたえるためのものであり，同時に業務そのもの，義務に近い．外科医に取って身近なところではNCD（National Clinical Database）が挙げられるだろう．学会の定める認定施設の要件の場合もある．2と似ているが，ほぼ業務であるため，施設でのテンプレート化がより求められる.

実際の症例にて（テンプレート以外の部分から）

　紙面の関係から，我々が作成しているテンプレートの部分は割愛する.

　ここでは我々上司から部下へ，そのコツ，考え方を伝えるため，書かれた記録を提示する．1，あるいは3に相当する.

　当然すべての症例でこのレベルで記録を残すことは実際的ではないかもしれない．ただ本書の趣旨からすればこちらのほうが掲載するのにふさわしいだろう.

　記録としての重要性はテンプレート部分が勝る．またテンプレートはそれぞれの施設が必要に応じて作成，適時修正していくものである．それ故ここで提示しても参考にならないかもしれない．もし手術記録におけるテンプレートの部分も見てみたい方がおられたら，いつでも筆者に問い合わせてほしい．可能な限り対応させていただく.

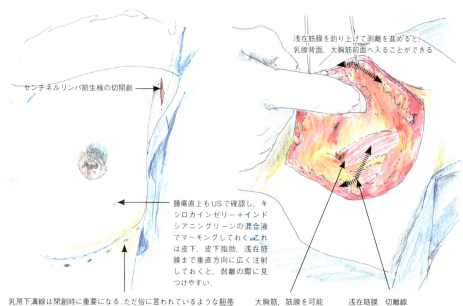

センチネルリンパ節生検の切開創

浅在筋膜を釣り上げて剥離を進めると，乳腺背面，大胸筋前面へ入ることができる

腫瘍直上もUSで確認し，キシロカインゼリー＋インドシアニングリーンの混合液でマーキングしておく．これは皮下，皮下脂肪，浅在筋膜まで垂直方向に広く注射しておくと，剥離の際に見つけやすい．

乳房下溝線は閉創時に重要になる．ただ俗に言われているような<u>靭帯状の構造などは存在せず，ただそこで乳房マウンドが終わっているだけだと我々は考えている</u>③．したがってそれを教えてくれるものは内部には存在せず，皮膚，シワがあればそのシワだけがそれを示す．それゆえ皮膚と乳腺の剥離が進めばそれは消失する．乳頭からその下溝線までの距離が重要であるため，これを見失わないため，マークをする．

大胸筋，筋膜を可能な限り残して剥離することがインプラント再建では非常に重要になる

浅在筋膜 切離線
ここから頭側へ剥離開始

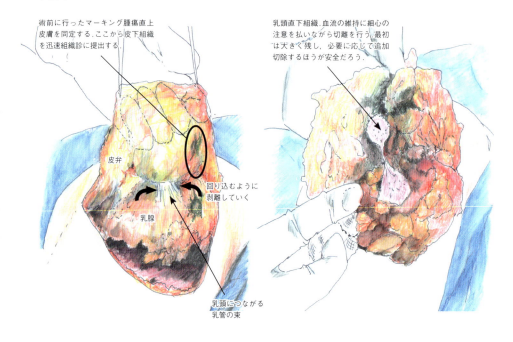

術前に行ったマーキング腫瘍直上皮膚を同定する．ここから皮下組織を迅速組織診に提出する．

皮弁

回り込むように剥離していく

乳腺

乳頭につながる乳管の束

乳頭直下組織．血流の維持に細心の注意を払いながら切離を行う．最初は大きく残し，必要に応じて追加切除するほうが安全だろう．

172

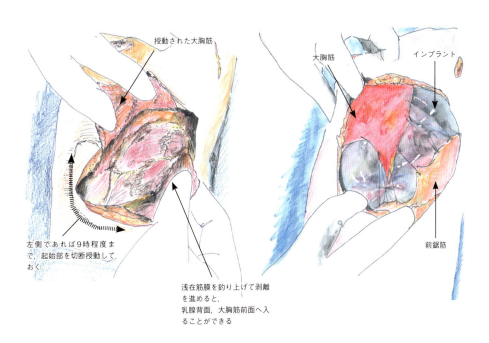
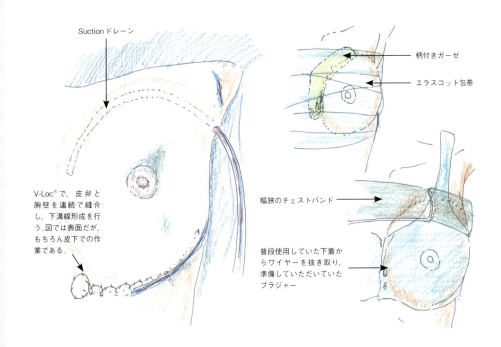

消化管外科の手術記録

白川靖博
広島市立広島市民病院 外科

二つの手術記録

　手術記録というものを考えるとき，私は二種類あると考えています．一つは自分のための記録であり，もう一つは患者さんの記録としてのものです（一般的な手術記録はこちらに当たるかと思います）．前者は手術そのものを学び始めた研修医やレジデントの時期や新しい術式を始める時に特に重要なものであり，外科医としての一生の財産になります．後者は病変の広がりや手術中のポイントを紹介医や周囲の先生に伝えるための医療情報として重要です．

　私も前者に関しては．特に，医師として3年目から6年目までを過ごした福山市民病院で沢山の自分用の手術記録（ノート）を書きました．特に珍しい手術や自分が初めて執刀した手術に関しては，当時の副院長（その後院長）であられた成末允勇先生から術中スケッチを描いて持ってくるように指導されていました．また同じ頃，現兵庫医科大学　上部消化管外教授である篠原尚先生の名著「イラストレイテッド消化器外科」の初版が出版されたことも相まって，篠原先生の足下にも及ばないながらも，頑張ってスケッチを描いていたことを覚えています．そして成末先生が嬉しそうに私のスケッチを眺められていたのを今でも覚えています．1例として図1に私が初めて十二指腸瘢痕狭窄に対して幽門形成術（Jaboulay法）＋選択的近位迷走神経切離術（SPV）を執刀したときの手術記録を示しています（文字はワープロで入れ直しています）．将来，同じ手術をするときにこれを見たら出来るようにということを目指して描いていたつもりです．

　後者の手術記録として，最近の私の専門分野である食道癌手術記録に添付しているスケッチを図2に示します．病変の局在や広がり，術中のポイントを外科医でない人にも分かりやすくすることをポイントにしているため，ややデフォルメしたスケッチになっています．

　いずれのスケッチも決して上手と言えるようなものではありませんが，自分の手術をまだ記憶が鮮明な時期に振り返り，何らかの形で残していくことは外科医として，どの経験の時期においても重要でありかつ，楽しい作業でした．もちろん今でもです．

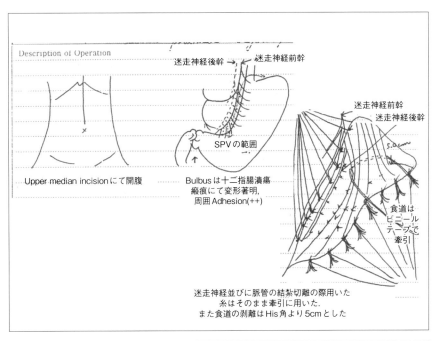
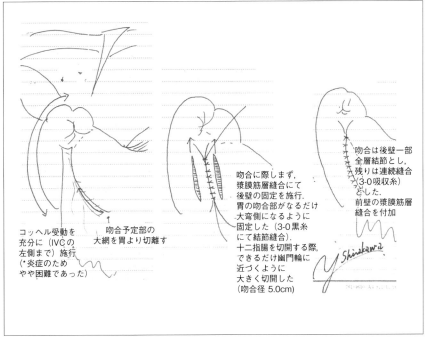

図1 初めて十二指腸瘢痕狭窄に対して幽門形成術(Jaboulay) + 選択的近位迷走神経切離術 (SPV) を執刀したときの手術記録

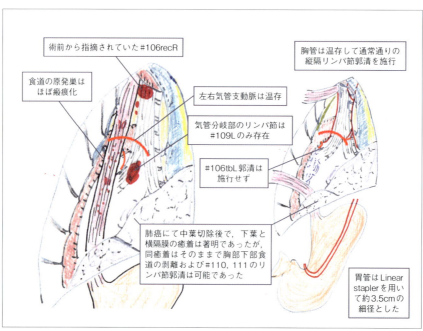
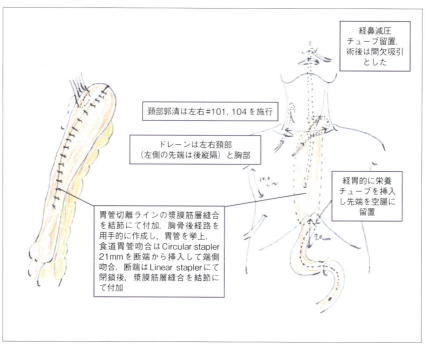

図2　最近の胸部食道癌手術記録に添付するスケッチ

血管外科 バスキュラーアクセス手術の手術記録

松田浩明

腎不全センター 幸町記念病院 外科、つばさクリニック岡山

消化器外科，移植外科医としての修行時代のオペレコには，①診療録として残すオペレコと②自分のために残すオペレコの2つが存在していました．診療録として残すオペレコを「書」いて，その後に時間を費やして自分のために残すオペレコを「描」いていました．

自分のために残すオペレコについては，自分自身が術者を務めた手術だけでなく先輩が術者を務めた手術においても，先輩の手術操作をこと細かく描いて記録していました．鉗子の通し方，電気メスでの剥離法，止血法や左手の使い方等，その時々で自分にとって糧になると確信した手技を記録しました．執刀する機会が巡ってきたときに，手術を最後までトラブルなく完投するためでした．

最近では撮影した手術ビデオを繰り返して視ることで容易にfeedbackすることができるようになりました．しかし，オペレコを描くことは，そこから自らが重要と考える要素や情報のみを抽出して，それを新たにキャンバス上に再現することです．だからこそ「書く」ことに比べて「描く」ことには，術野における臓器の前後関係等の解剖や手技進行の詳細を認識する力がより必要です．その「描く」ことを繰り返すことにより，手術手技のみではなく手術中の洞察力や予見する力も鍛えられます．

私が現在，携わっている血液透析関連のバスキュラーアクセス関連手術では手術のバリエーションがある程度限られていますので，デジタルイラストソフトでテンプレートを作成，蓄積しておけばオペレコをデジタルで描くことにそれほど時間をとられません．その時々のオペレコに残したい内容のみを新たに描いて残しています．バスキュラーアクセス管理は医師を含めた多くの透析医療スタッフに支えられているため，医師のみではなく多くの医療スタッフがそのオペレコを共有して活用します．したがって，皆が直感的に視覚的にわかりやすいように「描く」ことを大切にするのです．

イラストソフトでオペレコを描くことは，その使い方を最低限，習得すれば容易です．まずは慣れること，そして仲間と一緒に始めること．このコラムでは基本的なイラストソフトの機能を使って，オペレコに味付けをする手術器械を描いてみました．皆さんも楽しみながらオペレコにチャレンジしてください．

AVF末梢側シャント静脈閉塞による穿刺困難

シャント静脈瘤を中枢から摘出。
橈骨神経浅枝確認、温存。
タバコ窩AVF閉鎖。

筋皮神経ブロックのアプローチ部位

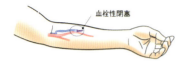

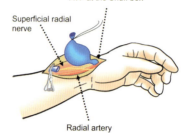

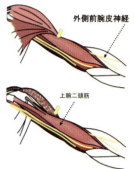

流量の著明な増加を抑えるため、動脈側グラフト吻合部は現AVF部を使用。動脈剥離なし。吻合部をside clamp。

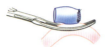

中枢側から静脈をcut back，同部にグラフト吻合

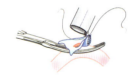

手首の中枢でAVF再建。

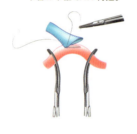

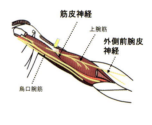

前腕AVG設置後

形成外科の手術記録
ー形成外科医の私にとってのオペレコとイラストー

妹尾貴矢[1]，松本　洋[2]，木股敬裕[1]
1）岡山大学大学院医歯薬学総合研究科 形成再建外科学
2）聖マリアンナ医科大学 形成外科学

オペレコは形成外科医にとっての生の教科書

　形成外科手術の特徴としてまず言えるのは，"必ずこうしなくてはならない"といったような確定的な術式選択に縛られる領域が少ないことです．患者の症状・病態も様々なら，その手術法も様々であり，その中での最良を追求することは形成外科医にとって一つの醍醐味でもあります．従って，特に標準手術手技書という類の書籍は非常に少なく，もっぱら若手医師が手術を学ぶには上級医からの直接教育の他は，過去のオペレコを参照することになります．つまりオペレコは形成外科医にとって貴重な教科書なのです．

　そういった観点では，オペレコは単に細かく手技の内容を記載するだけでは不十分であり，その手術対象の何が問題で，それに対してどのような手段で対応したかの過程（思考過程）を読み手が理解できるような形でなければいけません．その理解を助けるためにイラストでの表現が不可欠であると私は考えます．

うまいイラストとは？

　イラストの良いところは，写真に写り込む余計なものを省ける，実際には見えないもの（深い視野の向こう側とか，術野の断面とか）も描ける，色を付けられるなど，とても自由度が高いことです．

　ではどんなイラストを描けばよいのか？
　医学書の挿絵の他にも，何か身の回りに良い見本は無いでしょうか？
　私がイメージするものとしては，例えば家電製品の取扱説明書であったり，家具やプラモデルの組立説明書であったり，皆さんも何かしら一度は目にしたことがあると思います．

オペレコのイラストについても同じで，一連のイラストのみで操作が想像でき，さらに次の操作へ，その次の操作へと進むごとに組織の変化を立体的に理解しやすく描くことが理想ではないかと思います．

そのためには単純な正面視ではなく，物の移動や変形が分かり易い視点で描くこと，そして完成に向かって，変化していく様子を頭の中にアニメーションとしてとらえられるように意識しています．

その他，ポイントとしては綺麗な絵で描かない（描く作業そのものに気力・体力を割かない）ことです．

シンプルな線画に，切断面の厚みの表現や色の塗分け，少しの影を加えるだけで，イラストは簡単に質感が増します．従って，イラストを描く作業自体を簡素にすることで，代わりに頭の中に3次元的なイメージを浮かべ，それをあらゆる角度から見る（ように想像する）ことに力（気力）を注げます．

実際のオペレコ

ここで一つ実際のオペレコの例を載せます．

中咽頭癌の切除および頸部リンパ節郭清後の一次再建症例です．

頭頸部癌切除後は3次元的に複雑な欠損を生じており，オペレコを作成するにあたり，その3次元的な欠損をいかにわかりやすく2次元で表現するかが大切になります．また，症例ごとに欠損の範囲や形態，移植組織の厚みや血管の走行，分布が異なります．従って，生じた欠損の形や移植組織のデザイン，血管の取り回しをわかりやすく記載する事が非常に重要になります．移植組織の縫い付けにおいても口腔内の狭いworking spaceで視野も悪く，写真では十分に表現できないため，皮弁の縫い付けの手順や状況をわかりやすいイラストで表現することが，後に手術記録を見返えした際に非常に有用な情報を与えてくれます．

この例では，実際に前外側大腿皮弁（ALT flap）を使用して，どのように皮弁が再建

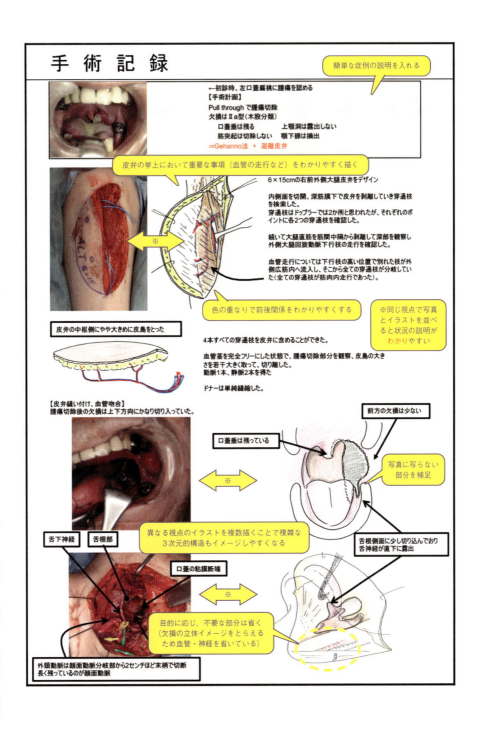

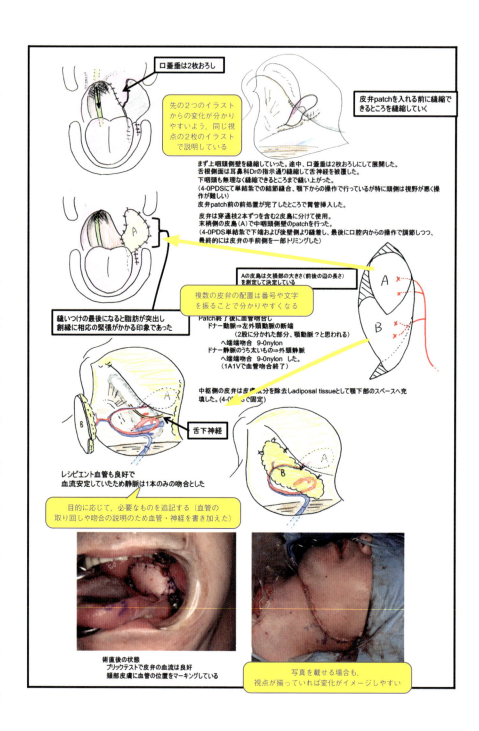

に利用されたかを記載しています.

イラストについて細かなポイントなどコメント加えておりますのでご覧ください.

　いかがでしょうか?

　我ながら少し力の入りすぎた感のあるオペレコではありますが,組織欠損の状態,皮弁の収まる様子は想像できたのではないでしょうか.読み手の経験値にも左右されますが,手術が頭の中で容易にイメージできるかどうか,が良いオペレコイラストの条件ではないかと思っています.

最後に

　近年,オペレコをコンピューターで作成するようになり,直接写真を取り込めるようになったことで,実際のところイラストを描く機会は減ってきているように感じます.写真は実に正確で,容赦なく手術の結果を顕わにするので,外貌の形態を示すには最適です.しかし全てを写真で表現することはできません.口腔内などは1枚の写真で納められませんし,展開した術野の写真も様々なものが写り込みます.うまく術野を整えていないと撮った写真は暗闇か赤色の世界…,執刀した本人はわかっていても,なかなか伝わりにくい画像になってしまいます.術中の写真を撮り忘れるなんてこともあります.やはりイラストなしには形成外科のオペレコは成り立たず,私も定型化された手術を除き,ここぞという手術に対するオペレコについては必ずイラストを挿入するようにしています.

　過去のオペレコから学ぶためか,当教室の若手医師は皆,オペレコの要所でイラストを必ず描くよう習慣付いており,こういった積み重ねが個人のみならず医療の発展にも少なからず寄与するものであろうと喜ばしく感じています.

　本コラムをご覧になった皆さんにとっても,オペレコのイラストを作成する際の意識付けに少しでもお役に立てたなら幸いです.

乳腺外科の手術記録2
―乳腺外科領域におけるデジタルイラストの活用―

西山加那子[1]，亀井義明[2]

1）松山赤十字病院 乳腺外科
2）愛媛大学医学部附属病院 乳腺センター

乳腺外科のオペレコ

　乳癌の根治手術は，乳房全切除術あるいは乳房部分切除術，およびセンチネルリンパ節生検あるいは腋窩郭清術が標準術式です．腋窩静脈の分枝にはバリエーションもありますが，乳癌の定型的な手術はほとんどの場合，型どおりに行われます．しかしながら，文章だけでは伝わりにくい細かい表現は，イラストで示す必要があります．

　特に乳房部分切除術の場合，術前に超音波検査やMRIで病変の広がりを何度も確認し，温存が可能かどうかを十分に判断して術式を決定します．オペレコでは術前の病変の位置，皮切ライン，乳腺切除ライン，再建方法，病理標本画像，X線撮影画像を細かく記載します．そして術後に病理結果が出た際には，必ず全ての術前画像とオペレコを見返し，適切に摘出できたかを検討します．オペレコのイラストを正確に描くことで，手術の振り返りと今後の症例に対する予見力が鍛えられると考えます．

　我々にとっては定型的ないつも通りの手術でも，患者さんにとっては一生に一度の手術です．若手の先生方には，一例一例を大事にして，手術の振り返りを十分にしていただきたいと思います．

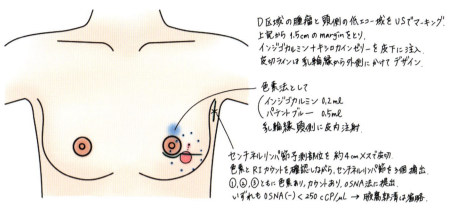
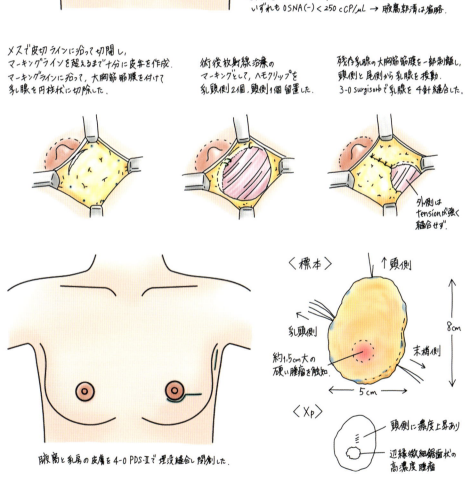

患者説明用紙に用いるイラスト

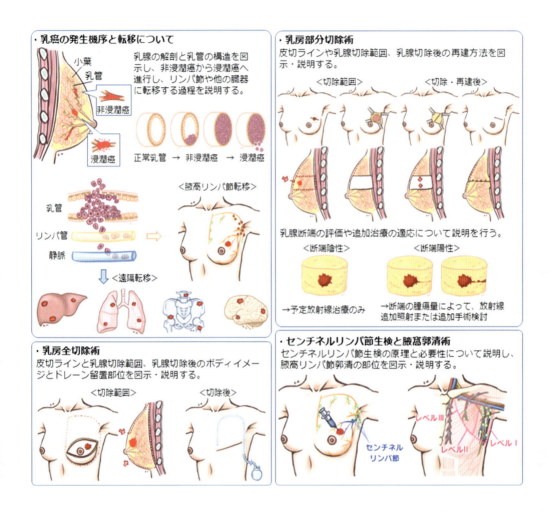

　女性にとって乳腺疾患はデリケートな領域であり，手術を含む一連の治療に対して不安を感じる方も多いと思います．特に乳房全切除術では，ボディイメージの変化に伴う喪失感を受け入れることが難しい方もいらっしゃるかもしれません．乳癌と診断された患者さんに対して，まず病状を受け入れて治療内容を十分に理解していただき，早急に治療へと一緒に歩むことが重要です．愛媛大学では，術前にイラストを取り入れた説明用紙を使用して，一人ひとりに丁寧に説明を行うことで，患者さんが自身の病状をよりよく理解できるよう支援しています．

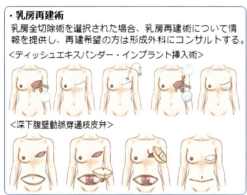
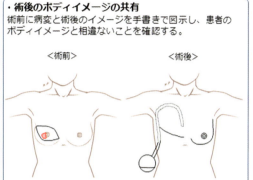

イラスト作成ソフトについて

私は楳田先生と同じくMedibang Paintの愛用者です．数あるイラスト作成ソフトからMedibang Paintを選んだ理由は，好きなイラストレーターが愛用していたことがきっかけです．実際に使ってみると直感的な操作が可能で，オペレコをはじめとしたイラスト作成に必要な機能が無料で十分に揃っていると感じています．どのイラスト作成ソフトもレイヤー機能や筆圧感知，豊富なブラシ設定などの必要な機能は揃っていますので，まずは一つのソフトで絵を描き始めることがデジタルオペレコへの第一歩だと思います．本著における楳田先生のMedibang Paintの解説は大変分かりやすく，ヘビーユーザーの私も知らなかった機能（メッシュ変形など）があり，大変勉強になりました．

また，愛媛大学乳腺センターの10周年を記念してオリジナルロゴやピンクリボンバッジを作成した際には，Adobe Illustratorを使用しました．Illustratorはベクターグラフィックスを特徴としており，拡大しても画像が劣化せず，ポスターデザインやロゴ作成に向いています．操作に慣れるまで少し時間がかかりますが，他のソフトと同様に解説サイトや動画がたくさん存在しています．どのソフトも最初は慣れることが大事で，一旦扱えるようになれば表現の幅は無限大に広がります．

保存形式については，ソフト固有の形式でレイヤー情報を保ったまま保存しておくことが重要です．レイヤーを統合してしまうと，細かな修正が難しくなります．イラストが完成し，印刷時やスライドでイラストを用いる場合には別の拡張子で保存が必要ですが，オペレコのような一枚絵はサイズが大きく枚数も増えていくためJPEGで保存し，患者説明用紙などのイラストやロゴは，重ねて使用することが多いため透過PNGで保存しています．

デジタルイラストに対する想い

　私は元々絵を描くことが好きでしたが，特別な才能があったわけではなく，趣味で人物の色鉛筆画を描く程度でした．PCが普及してからはデジタルイラストに興味を持ち，最初は慣れないペンタブレットを用いて自己流で描いていました．今はiPadなどの液晶タブレットとタッチペンが普及し，まるで紙に描くようにスムーズにデジタルイラストを作成できる環境が整っています．

　デジタルイラストの利点は多くありますが，その中でもアナログに比べて修正が容易で，より完成度の高いイラストを作りやすい点が挙げられます．また，一度作成したイラストに追加修正を加えることで，別のイラストに発展させることも可能です．イラストは，文章だけでは伝えにくい複雑な内容を視覚的に表現し，瞬時に理解させる力を持っています．デジタルイラストを活用することで，アナログよりも表現の幅を大きく広げることが可能になったと感じます．皆さんもデジタルイラストに興味をもち，オペレコをはじめとした表現の幅を広げる一助となれば幸いです．

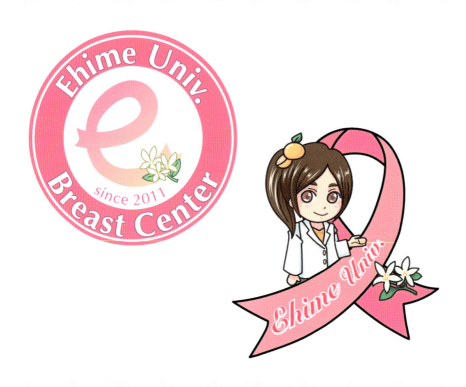

あとがき

　本書の要旨は，2019年度 第74回 日本消化器外科学会総会の特別企画「オペレコを極める」において，「"伝わる"肝胆膵外科手術記録 - iPadを用いた効率的で効果的なイラスト作成法-」という演題で発表させて頂いたものです．発表当日は，名著「イラストレイテッド外科手術 —膜の解剖からみた術式のポイント」の作者 篠原尚教授(兵庫医科大学)，肝胆膵外科において圧倒的な手術と美しいオペレコを描かれることでご高名な阪本良弘教授(杏林大学)という憧れの巨匠の先生方に御司会頂く光栄に恵まれました．発表では，「特段の画才・絵心のない私であっても，常に手術を"考え"，繰り返し"頭の中で手術をする"ことで，手術内容のみならず，術者の"想い"が伝わるオペレコを描けるようになる．そしてイラストの巧拙よりも，その取り組みこそが手術修練の大切な要素である」と訴えかけました．一方で，本書で紹介したデジタルイラストレーションを駆使したイラスト作成術を紹介し，効率的にオペレコを作成することで外科の"働き方改革"にも寄与できるオペレコの未来像にも言及し，グランプリ受賞という栄誉に預かることができました．また本学会企画を皮切りに、様々な外科系学会においてオペレコを扱ったセッションが注目を集めるようになり，新たな盛り上がりをみせております．

　日本の外科医が描くオペレコは，多くの先達から手術手技とともに引き継がれてきた世界に冠たる伝統とも言えるものです．そんなオペレコも，近年は腹腔鏡・ロボット手術の普及やシミュレーション画像の発達により，写真や画像の貼り付けで済ませることが多くなってきているのではないでしょうか．しかしながら，本書で紹介したように"手術の達人が手術イラストを描くのも達人"であることが多いのは，手術の全体像が頭の中で明確なイメージとして描けていることの証左です．常に手術を想い，考えることによって，手術イラストは確実に上達していきます．そして，"伝わる"オペレコが描けるようになると，頭の中で"手術が描ける"ようになってくるはずです．今回本書で紹介したイラスト作成のコツや，デジタルイラストレーションを活用することによって，多くの外科同志が，もっと深く手術を"考え"，一例一例の手術に外科医の"想い"を込め，楽しくオペレコの作成に取り組んでいけると思います．そして次世代を担う若手外科医の皆さんが，「外科医になって本当に良かった!」と外科医を謳歌していけること祈念するとともに，世界に誇る日本の伝統の"オペレコ"がこれからも発展し続けていくことを願ってやみません．

最後に，本書改訂にあたり格別なるご高配を賜った金芳堂の関係者の皆様、ご担当頂きました山下祐介氏，デジタルイラストパーツや各専門分野におけるオペレコを執筆頂いた先生方に深甚なる敬意と感謝の意を表します．また私が外科医という天職に情熱を注げるよう平素から支えてくれている家族に心からの感謝の気持ちを表します．

令和7年3月吉日

楳田祐三

著者略歴

楳田祐三（うめだ ゆうぞう）

愛媛大学大学院医学系研究科 肝胆膵・乳腺外科学 教授

1974年広島県府中市生まれ．1999年鳥取大学医学部卒業後，岡山大学医学部外科学第一講座（現 消化器外科学講座）へ入局．公立周桑病院，国立岩国病院での外科研修の後，2004年より岡山大学病院 肝胆膵外科にて修練，2008年岡山大学大学院医歯学総合研究科博士課程修了，米国ネブラスカ大学メディカルセンター移植外科へ留学，2011年岡山大学病院 臓器移植センター助教，2018年岡山大学病院 肝胆膵外科講師を経て，2021年4月 岡山大学大学院医歯薬学総合研究科 消化器外科学 准教授，2023年4月 岡山大学病院 肝胆膵外科診療科長，2024年4月より現職．
主な受賞歴として2012年度・2020年度 日本肝胆膵外科学会理事長賞，第74回 日本消化器外科学会総会 特別企画「オペレコを極める」大賞など

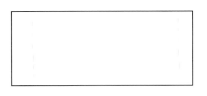

※PWはシール下に記載されておりますので剥がしてご使用ください．

伝わる！真似できる！手術記録の描き方・活かし方
デジタルイラストで描くオペレコ入門
すぐに使えるイラストパーツ＆WEB動画付　第2版

2021年4月15日　　第1版第1刷
2021年7月15日　　第1版第2刷
2025年4月30日　　第2版第1刷Ⓒ

著　　者	楳田祐三	UMEDA, Yuzo	
発 行 者	宇山閑文		
発 行 所	株式会社金芳堂		
	〒606-8425 京都市左京区鹿ケ谷西寺ノ前町34番地		
	振替　01030-1-15605		
	電話　075-751-1111（代）		
	https://www.kinpodo-pub.co.jp/		
組版・装丁	naji design		
印刷・製本	シナノ書籍印刷株式会社		

落丁・乱丁本は直接小社へお送りください．お取替え致します．

Printed in Japan
ISBN978-4-7653-2027-6

JCOPY ＜(社)出版者著作権管理機構　委託出版物＞
本書の無断複写は著作権法上での例外を除き禁じられています．複写される場合は，そのつど事前に，(社)出版者著作権管理機構（電話 03-5244-5088, FAX 03-5244-5089, e-mail：info@jcopy.or.jp）の許諾を得てください．

●本書のコピー，スキャン，デジタル化等の無断複製は著作権法上での例外を除き禁じられています．本書を代行業者等の第三者に依頼してスキャンやデジタル化することは，たとえ個人や家庭内の利用でも著作権法違反です．